내 인생 최고의 걷기 다이어트

웍
트

내 인생 최고의 걷기 다이어트

웍트

초판 1쇄 발행 2017년 4월 3일

지은이 권현정

펴낸이 손은주 **편집주간** 이선화 **마케팅** 권순민
경영자문 권미숙 **표지디자인** Erin **본문디자인** 김경진 **일러스트** 장회영

주소 서울시 마포구 공덕동 404 풍림빌딩 424
문의전화 070-8835-1021(편집) **주문전화** 02-394-1027(마케팅)
팩스 02-394-1023
이메일 bookaltus@hanmail.net

발행처 (주) 도서출판 알투스
출판신고 2011년 10월 19일 제25100-2011-300호

ⓒ 권현정, 2017
ISBN 979-11-86116-15-9 03510

내 인생 최고의 걷기 다이어트

웍트

권현정 캘리포니아 다이어트 트레이너 지음

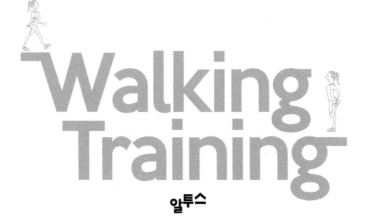

알투스

프롤로그

●

이대로 계속 살까, 걷기 시작할까?
'제대로' 걷기 시작하면
건강하고 아름다워진다

나는 캘리포니아에서 한인 여성을 대상으로 다이어트 코칭을 하면서, 처음에는 식단조절에 중점을 두었다. 전작인『혼자하는 다이어트』의 내용대로 회원관리를 하면서 나름대로 큰 보람을 느껴왔다. 특히 비만으로 인해 우울해하던 회원들이 체중이 줄면서 밝은 표정을 되찾고 행복해하는 모습을 바라보면서 더없이 고맙기까지 했다.

그러나 항상 좀더 건강한 몸과 보다 탄력 있는 보디라인을 만들어드릴 수 있는 방법을 찾게 되었고, 그 과정에서 다양한 운동을 병행해보기도 했다. 그렇게 회원들과 함께 운동하면서 내가 찾은 가장 확실한 방법이 바로 '파워워킹'이다. 요즈음 많은 유명인들이 걷기의 매력에 빠져 있다는 기사를 종종 보게 된다. 하지만 그들의 경험담이 아니더라도, 며칠만 직접 해보면 걷기는 역시 최고의 운동임을 느낄 수 있다. 여러 가지 다이어트 방법이 있고 수많은 운동법이 있지만, 걷기만 '제대로' 한다면 건강과 몸매 관리에 한층 자신감을 가질 수 있다.

다이어트를 위해 걷기로 마음먹은 후 이 책을 읽기 시작했거나, 막연하게 '꽃 피는 봄이 오니 운동 좀 해볼까' 하는 생각을 가지고 읽기 시작했거나, 이 책을 선택한 당신의 인생은 바뀔 것이다. 의학의 아버지인 히포크라테스가 "걷기는 인간에게 가장 좋은 약이다"라고 말했던 이유를 나와 나의 회원들은 온몸으로 깨닫게 되었다. 걷기의 효과와 매력을 체감한 후 나는 주변 사람들에게도 열심히 걷기를 권했는데, 그들도 대부분 매우 만족하며 삶의 활력을 되찾았다.

수영, 헬스, 요가는 물론 때마다 유행했던 다이어트 운동 동영상들까지 수많은 운동을 거쳐 걷기에 정착하면서, 걷기운동으로 인한 몸의 변화를 관찰하고 정리한 지 딱 2년이 되었다. 일주일에 2~3일은 몇몇 회원과 산으로 하이킹을 가고, 나머지 2일 정도는 목적지를 정해놓고 걷는 워킹을 하고 있다. 걸은 후 몇 보 정도 걸었는지, 얼마만큼의 거리를 걸었는지, 소요 시간은 어느 정도였는지를 빠짐없이 확인하고 기록해왔다. 주말을 제외하고는 하루라도 기록을 빠뜨리지 않으려는 욕구가 생겼다. 만일 평상시 목표를 오전에 다 채우지 못한 날에는, 오후나 저녁에 틈나는 대로 동네를 한 바퀴 돌거나 좁지만 집 안에서 제자리걷기라도 해서 부족한 기록을 채울 정도로 걷기운동과 기록의 매력에 중독되어버렸다.

내가 이렇게 중독될 만큼 사로잡힌 걷기의 가장 큰 매력은 우선, 언제 어디서나 장소와 시간에 구애받지 않고 할 수 있다는 점이다. 별다르게 억지로 시간을 내서 운동을 해야 하는 게 아니라, 일상생활 중 틈새시간을 활용해서 동네를 산책하거나 회사 계단을 오르기만 해도, 트레드밀(러닝머신) 위에서 지루함을 참으며 운동한 효과를 느낄 수 있다. 또한 걷다 보면 집중력이 향상되어 반짝이는 아이디어가 떠오르기도 한다. 반대로 머릿속이 복잡해서 아무 생각도 하고 싶지 않을 땐 내 걸음걸이와 주변 풍경에만 집중해서 걸으면 된다. 그러면 자연스럽게 마음이 편안해지면서 힐링이 된다. 이와 더불어 신체 각 부위의 살을 빼거나 보디라인을 탄력 있게 가꿀 수도 있다. 파워워킹에 워킹런지를 추가하면, 저주받은 하체에도 탄력과 변화가 생긴다. 또 무릎 들어올려 걷기를 병행하면 펑퍼짐한 엉덩이 라인이 조금씩 정리되어 가는 것을 느낄 수 있다.

걷기는 누구나 하고 있고 할 수 있는 기본 중의 기본이라고 생각할 것이다. 그러나 이 책을 읽다 보면 걷는 것이 왜 좋은지, 또한 무작정 걷기만 하는 것이 아니라 다이어트에 도움이 되려면 어떻게 걸어야 하는지, 효과적인 걷기운동은 어떻게 다른 것인지 알게 될 것이다.

걷기는 정말 쉬운 운동이다. 그러나 그 걷기로 운동 효과를 제대로 보려면 걷기에 대한 공부와 연습을 해야 한다. 우리가 너무나 쉬운 수학 원리인 사칙연산을 아이들에게 장기간에 걸쳐 몇 권의 문제집을 풀게 하면서 그 원리에 익숙해지도록 가르치는 것처럼 말이다. 어떤 자세로 걸어야 어떤 효과를 볼 수 있는지, 어떤 걷기 방법을 나의 것으로 만들어야 내 몸을 좀더 아름답고 건강하게 만들 수 있는지를 알고 걸어야 한다. 그런 걷기 트레이닝이 제대로 되어야 언제 어디서나 하게 되는 걷기를 운동으로 승화시킬 수 있고, 더불어 건강한 다이어트 효과와 마음의 건강까지 얻게 되는 올바른 걷기를 할 수 있는 것이다.

이 책을 읽고, 걷기 시작해보시라. 걷기 트레이닝을 받고 나서 걷는 당신은 하루하루 변화되어가는 당신의 모습에 만족하게 될 것이다.

캘리포니아에서

다이어트 트레이너, 권현정 드림

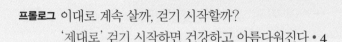

CONTENTS

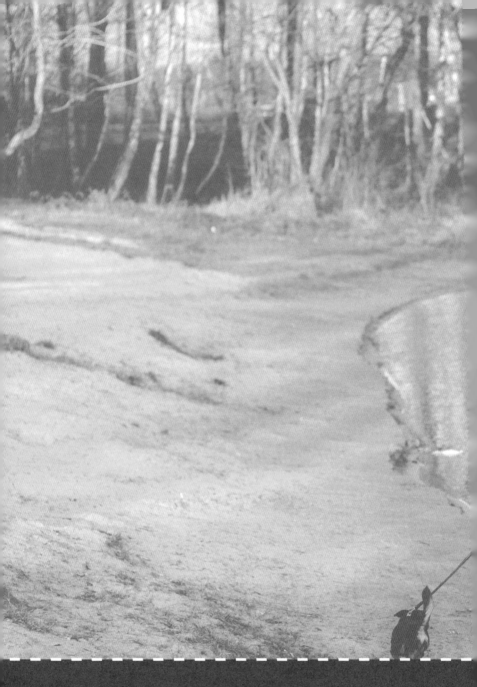

걷기는 최고의 운동이다.
멀리 걷기를 반드시 생활화하라.
_ 토머스 제퍼슨

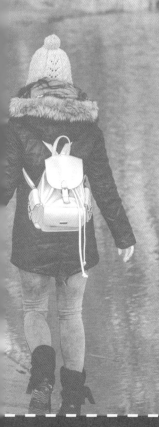

걸어라 걸어라,
무조건 걸어라

뉴요커, 런더너, 파리지앵은
걷고 또 걷는다

●

미국 드라마 〈섹스앤드더시티〉에 가장 자주 등장하는 장면 중 하나는 바로 센트럴파크에서 캐리와 그의 친구들이 산책이나 조깅을 하는 장면이다. 가벼운 트레이닝복 차림으로 뛰거나 빨리 걷기를 하면서 한 주 동안의 스트레스와 연애사를 털어놓는 그녀들의 주말 풍경은 뉴요커들에게는 일상적인 장면이다.

내가 처음 뉴욕에 갔을 때 가장 인상적으로 본 장면은 자유의 여신상도 엠파이어 스테이트 빌딩도 아니었다. 바로 걷고 또 걷는 늘씬한 사람들이었다. 스타벅스 커피잔을 들고 빠른 걸음으로 맨해튼 곳곳을 누비는 뉴요커의 모습은 날 설레게 했다. 특히 화려한 쇼윈도와 마천루 사이를 조깅복을 입고 머리에는 헤드폰을 쓴 채 달리거나 빨리 걷는 남녀의 모습은 런웨이를 오가는 모델들만큼이나 멋져 보였다. 당시의 나로서는 그저 부럽기만 한 여유와 건강함이 느껴졌고, 그 모습은 나에게 '뉴요커' 하면 가장 먼저 떠오르는 장면이 되었다.

세계적인 모바일 헬스케어 앱 개발사인 눔(Noom)은 한국 기업이지만 본사를 뉴욕에 두고 있다. CEO인 정세주 대표는 그 이유를 센트럴파크에서 걷기와 조깅을 하는 뉴요커들의 세련된 라이프스타일을 충족시켜주는 회사임을 강조하기 위해서라고 말했다. 그만큼 뉴요커들은 걷기의 매력에 빠져 있으며, 그들은 걷는 것을 살을 빼기 위한 일시적인 수단이 아니라 건강한 삶을 위한 생활의 일부로 여긴다는 것을 알 수 있다.

뉴요커, 런더너, 파리지앵들의 걷기 트렌드

얼마 전 뉴욕의 한 매거진에서 걷기에 관한 흥미로운 기사를 보았다. 바로 '뉴요커들이 시골에 사는 사촌들보다 더 오래 사는 이유'에 관한 것이었다. 언뜻 생각하면, 도시보다 공기 좋은 시골에 사는 사람들의 평균수명이 높을 것 같지만, 사실은 그렇지 않다는 것이다. 그 이유는 세계에서 가장 바쁘게 사는 뉴욕 사람들의 걷기 습관에 있었다. 역사적으로 교통체증이 심하고, 그런 만큼 대중교통이 발달한 뉴욕에서 사람들은 웬만한 거리는 걸어다닌다. 그런데 이때 바쁜 뉴요커들은 느긋하게 걷는 것이 아니라 빠르게 걷는다. 이렇듯 빠르게 걷는 습관이 곧 뉴요커들의 장수 비결인 것이다.

뉴욕 못지않게 매력적인 도시, 런던에 사는 사람들도 마찬가지다. 출근시간의 런더너들은 뉴요커만큼이나 빠른 걸음을 재촉한다. 이들은 서너 정거장쯤은 대중교통을 이용하지 않고 걸을 정도로 일상 속에서 걷기를 즐긴다. 우리가 흔히 '이 정도 거리라면 걸어가야지' 하는 것보다 훨씬 먼 거리도 기꺼이 걷는다. 게다가 도심 빌딩들 사이에 하이드파크와 세인트제임스파크 등 오래된 공원들이 있어서, 점심시간에 공원을 산책하거나 뛰며 운동하는 사람들을 쉽게 볼 수 있다. 정부 차원에서도 걷기를 독려하는데, 2012년에는 템스강 주변에 차가 다닐 수 없는 보행자만을 위한 가든브리지를 만들겠다는 프로젝트를 발표했다. 런던의 중심가인 소호에서도 차를 거의 볼 수 없다.

런던과 함께 세계에서 가장 걷기 좋은 도시로 꼽히는 파리는 어떨까? 몇 년 전 파리 여행에서 나에게 가장 인상적이었던 장면은 그곳의 멋진 건물이나 유적지가 아니라 곳곳에서 걷기나 조깅을 하며 운동하는 사람들의 모습이었다. 뉴요커와 런더너처럼 파리지앵도 걷기를 사랑한다. 오랜 역사를 자랑하는 수많

1장 걸어라 걸어라, 무조건 걸어라

은 유적들 사이로 유유히 흐르는 센강 주변에서는 연인과 함께 걸으며 대화를 하거나 혼자서 뛰는 파리지앵을 쉽게 만날 수 있다. 특히 파리에는 100년 이상 된 건물이 많은데, 대부분 엘리베이터가 없어서 누구나 계단을 오르내리는 데 익숙하다.

그 덕분일까? 『프랑스 여자는 날씬하다』라는 책을 보면, 프랑스 여성의 비만율은 불과 2~3퍼센트라고 한다. 그 대표적인 이유가 바로 천천히 오랫동안 먹는 식사습관과 일상생활 속에서 꾸준히 걷는 습관 때문이라는 것이다. 그녀들은 걷기를 생활의 일부분으로 여기기 때문에, 아이들을 유치원에 데려다줄 때에도 유모차를 이용해 일부러 지름길을 두고 먼 길을 돌아서 간다. 또 스스로 생각하기에 하루 동안 충분히 걷지 못했다고 판단되면 계단 오르내리기를 통해 부족한 걸음을 채울 정도로, 삶 속에 걷기가 자연스럽게 녹아 있다고 한다.

가방 속에 화장품 파우치 대신 러닝화를

우리나라에서도 점점 걷기에 대한 관심이 높아지고 있다. 우선 집 근처 공원을 걷는 사람들이 눈에 띄게 늘었다. 또 주말에 교외 둘레길을 걸은 후 브런치를 하는 직장여성들의 모임도 많다고 한다. 얼마 전 한국에 갔을 때 강남 테헤란로에 있는 한

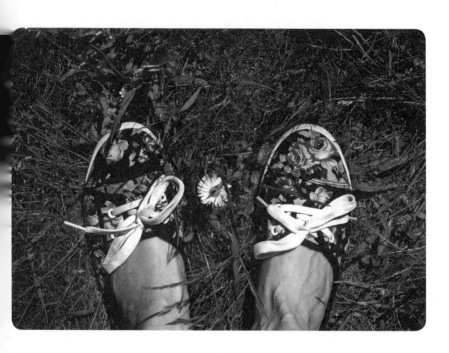

바쁜 뉴요커들은 느긋하게 걷는 것이 아니라

빠르게 걷는다.

이렇듯 빠르게 걷는 습관이 곧

뉴요커들의 장수 비결인 것이다.

건물 앞에서 퇴근 후 스틸레토힐을 러닝화로 바꿔신고 힘차게 걸어가는 여자를 보았다. 예전에는 뉴욕에서나 볼 법한 풍경이었다. 어쨌든 이제 서울의 거리에도 걷기의 매력에 빠진 여자들이 많아지고 있다니 반가울 따름이다.

이런저런 핑계로 아직도 걷기운동을 주저하고 있다면, 오늘부터 퇴근길에 딱 한 정거장만 미리 내려서 걸어보라고 권하고 싶다. 일상과 업무의 스트레스를 푸는 데 퇴근길 걷기보다 좋은 건 없다. 뉴요커, 런더너, 파리지앵의 라이프 트렌드가 궁금하다면 더더욱 그들과 함께 걷기의 매력 속으로 빠져보길 바란다.

다이어트의 시작은
'걷기'다

●

"지금껏 안 해본 다이어트가 없어요. 대학 때부터 유행하는 다이어트법은 다 따라해보고 한의원에도 열심히 다녔는데, 어쩌면 그렇게 금방 요요가 오는지 모르겠어요. 몸무게 앞자리가 바뀐 뒤로는 어떤 다이어트를 해도 효과가 예전 같지 않아요. 못 입는 바지들 볼 때마다 얼마나 속상한지 몰라요."

나에게 다이어트 코칭을 받고 있는 한 여성은 만나자마자 자신의 다이어트 흑역사를 낱낱이 털어놓았다. 꼭 내 이야기를 듣는 것 같았다. 나 또한 학창시절부터 갖가지 다이어트법을 따라하면서 요요를 반복해왔기 때문이다. 다이어트 트레이

1장 걸어라 걸어라, 무조건 걸어라

너로 일하면서도 몸무게를 유지하기 위해 철저히 식단을 조절하고 꾸준히 운동을 해야 했다. 그 결과 내 몸을 '살 찌지 않는 몸'으로 만드는 데 성공했다.

'살 찌지 않는 몸'으로 만드는 다이어트

다이어트의 관건은 우리 몸속 지방의 양을 얼마만큼 줄이는가에 달려 있다. 내장지방을 줄이기 위해서는 음식으로 섭취하는 지방의 양을 줄여야 하지만, 이미 쌓여 있는 지방을 많이 소비하는 것도 하나의 방법이다. 우리 몸에서 지방을 가장 많이 소비하는 기관이 바로 '근육'인데, 근육의 양이 늘어나면 기초대사량도 늘어난다.

기초대사량이란 우리가 생명을 유지하는 데 필요한 최소한의 에너지 양이다. 즉, 체온을 유지하고 숨을 쉬는 등 기초적인 생명활동을 위한 신진대사에 사용되는 에너지의 양을 말한다. 이는 하루 동안 아무런 움직임 없이 누워만 있어도 저절로 소비되는 칼로리다. 결국 기초대사량이 높은 사람은 그만큼 소비되는 칼로리가 많으므로 '살이 잘 찌지 않는 몸'이 되는 것이다.

나의 경우, 성인 여성의 평균 기초대사량이 1,200~1,300킬로칼로리인 데 비해 다소 높은 1,400킬로칼로리 정도 된다. 이처럼 기초대사량을 높일 수 있었던 비결은 바로 근육의 양을 늘리는 것이었다. 근육 양 늘리기야말로 해마다 다양하게 쏟아지는 각종 다이어트 유행에 상관없는 가장 근본적인 다이어트 방법이다. 꾸준히 근육 양을 늘려놓으면 특별한 다이어트를 힘들게 하지 않아도 된다. 주변 사람들에게 "나 지금 살 빼는 중이야!"라고 선포하며 요란을 떨지 않고도 조용히 혼자만의 다이어트에 성공할 수 있다. 반대로 근육 양이 줄어들면, 일상생활에서 소비되는 에너지의 양이 적어지므로, 조금 먹더라도 지방으로 더 쉽게 축적된다. 소위 나잇살의 비밀이 바로 여기에 있다.

근육 양 늘리기에 파워워킹만큼 좋은 운동은 없다

우리 몸속 근육의 70퍼센트는 하체에 존재한다. 나이 드신 할머니들을 보면 근육 양이 점점 줄어, 통통한 상체에 비해 하체는 가냘픈 경우가 많다. 상체에는 여전히 많은 양의 지방이 있지만, 원래 근육이 차지하는 비율이 높은 하체는 근육 감소로 인해 사이즈가 줄어든 것이다. 그러니 하체가 가늘어지는 것은, 그만큼 감소된 근육 양 때문에 제대로 걷고 움직일 힘까지 줄어들었다는 것을 의미한다. 이는 역으로, 하체의 근력만

1장 걸어라 걸어라, 무조건 걸어라

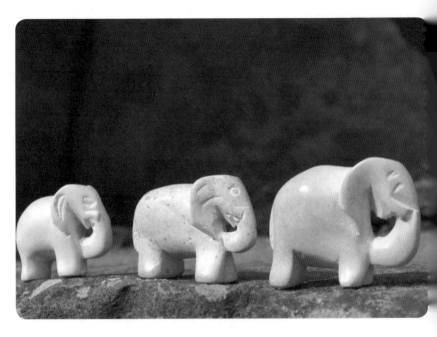

아프리카의 마사이족은

지구상 어느 종족보다도 건강하다고 알려져 있는데,

그 이유는 바로

하루 3만 보 이상 걷기 때문이다.

늘려도 몸속 근육 양이 늘어나게 되며, 더불어 나이가 들면서 발생하는 기력 저하도 어느 정도 방지할 수 있음을 뜻한다.

그렇다면 근육 양을 늘리는 효과적인 방법으로는 어떤 것이 있을까? 정답은 하나! 꾸준한 운동을 통해 근육의 양을 늘리는 것이다. 여기서 운동이란 반드시 아령을 들거나 무거운 기구를 이용하는 근력운동만을 말하는 것이 아니다. 흔히 근력운동이라고 하면 울퉁불퉁한 근육을 만드는 운동쯤으로 여기는 경우가 많은데, 그렇지 않다. 내 몸의 근육을 쓰면서 움직이기만 해도 바로 근력운동이 될 수 있다.

그중 가장 손쉽게 할 수 있는 근력운동으로 파워워킹(빨리 걷기)을 꼽고 싶다. 파워워킹은 우리 몸속 근육의 70퍼센트에 해당하는 하체의 근육을 모두 사용해야만 가능한 운동이며, 남녀노소를 불문하고 누구나 쉽게 할 수 있는 운동이다. 아프리카의 마사이족은 지구상 어느 종족보다도 건강하다고 알려져 있는데, 그 이유는 바로 하루 3만 보 이상 걷기 때문이라는 연구 결과가 나왔다. 그래서 한때 우리나라에서도 '마사이'라는 워킹화 브랜드가 인기를 끈 적이 있다.

이 책을 읽기 시작한 당신도 평생 살이 잘 찌지 않는 몸을 만들 수 있다. 바로 파워워킹을 통해서 말이다. 파워워킹이야말로 아무도 모르게 다이어트에 성공함은 물론이고 건강까지 덤으로 얻을 수 있는 최선의 방법이다.

1장 걸어라 걸어라, 무조건 걸어라

헬스는 지겹고
달리기는 버겁다면,
무조건 '걷기'다

●

내가 아이를 낳고 회복기간 후 처음 택한 운동은 헬스였다. 당시 믿기 어려울 정도로 불어난 몸무게에 경악을 금치 못했던 나는 그 어느 때보다 살을 빼야겠다는 집념에 불타올랐다. 출산휴가 중이었기에 여유를 갖고 운동에 집중한 덕분에 오래지 않아 목표 몸무게에 도달할 수 있었다. 하지만 몇 년 후 다시 급격히 불어난 몸무게를 줄이기 위해 동네 헬스클럽에서 시작한 헬스는 더 이상 나와는 맞지 않는 운동이었다.

물론 요즘도 헬스로 다이어트에 성공하는 경우가 있다. 하지만 무작정 트레드밀(러닝머신) 위에 몸을 맡긴 채 20~30분씩

걷거나 달리며 운동하는 것은 웬만한 인내심과 결단력이 없고
서야 쉬운 일이 아니다. 답답한 공간 안에서 각종 기구들과 씨
름하다 보면, 자꾸만 시계를 쳐다보게 된다. 그렇게 지루한 시
간을 보내고 나면 헬스클럽을 나서는 발걸음도 무거워지고, 점
차 가는 횟수도 줄어든다. 그렇게 일주일에 겨우 한두 번 가게
되면, 그동안 못한 운동을 한꺼번에 몰아서 해야 한다는 강박
에 운동 강도를 높여서 무리하게 되고, 그러면 더 쉽게 피로를
느껴서 더 가기 싫어지곤 한다.

'괴롭지 않은' 다이어트로 시작하라

운동으로 다이어트 효과를 보기 위해 가장 중요한 점은, 운
동이 몸에 밸 정도로 습관화되어야 한다는 것이다. 적어도 3개
월 이상 지속해야 한다(많은 헬스클럽이 최소한의 등록기간을 3개
월로 정한 이유가 바로 이 때문이다). 운동을 통한 다이어트는 며
칠 굶어서 체중을 조절하는 것처럼 단기간에 이루어지는 것이
아니다. 그렇기 때문에 운동 계획을 세울 때는 적어도 3개월
이상은 꾸준히 할 수 있는 것으로 정해야 한다.

잡지나 블로그 등에서 본 연예인이 효과를 보았다는 방법이
나 트렌드를 무작정 따라하는 것도, 지속적으로 흥미를 유지

1장 걸어라 걸어라, 무조건 걸어라

하기 어려워 포기하기 쉬우므로 바람직하지 않다. 또한 운동을 해야겠다는 생각만 해도 지겹다거나, 운동하는 내내 버거움을 느끼게 되면 이 역시 한시적인 운동으로 그치고 말 것이다. 어떤 운동이든 일시적으로 하는 이벤트가 아니라 내 몸에 익은 습관으로 만들어가야 한다. 그래야 내 몸이 스스로 살을 빼려고 작동하게 된다. 일명 '다이어트의 스위치'가 켜지는 것이다.

그래서 나는 요즘 헬스 대신 다양한 방법의 걷기를 하고 있다. 걷기를 통해 보다 나은 건강을 유지하고 있으며, 더불어 평생의 숙명인 다이어트에도 큰 도움을 받고 있다. 지루하지 않고 언제 어디서나 할 수 있다는 것이 내가 걷기를 선택한 이유다. 앉아 있거나 잠자는 때를 제외한 모든 시간에 틈틈이 할 수 있고, 특별한 도구 없이 꾸준히 할 수 있어 쉽게 습관화할 수 있는 운동이기 때문이다.

예를 들어, 쓰레기를 버리러 나가면서도 조금 더 걷기 위해 우회할 수 있고, 마트에 가려고 차를 몰고 나왔을 때에도 조금 멀리 주차해 걸어가며 운동할 수 있다. 직장인이라면 대중교통으로 출퇴근할 때 한 정거장 먼저 내려 걷거나, 점심시간에 회사 근처가 아닌 조금 먼 식당으로 걸어가 식사를 한 후 다시 걸어오는 식으로도 충분히 운동을 할 수 있다.

하루 30분 파워워킹,
주당 1,400킬로칼로리를 태울 수 있다

미국 스포츠의학회에서 발표한 보고에 따르면, 운동의 효과를 보려면 적어도 하루에 30분 이상 주 3회 이상(주당 200분 정도) 유산소운동을 해야 한다고 한다. 이는 살을 빼는 운동에도 적용되는 법칙이다. 운동을 해서 살이 빠지는 이유는 몸속에 저장된 탄수화물과 지방이 연소되면서 칼로리를 소비하기 때문이다. 강한 운동의 주 에너지원은 탄수화물이며, 40~60퍼센트의 중간 정도 운동 강도에서는 지방과 탄수화물이, 20~40퍼센트의 저강도 운동에서는 지방이 에너지원으로 이용된다. 일반적으로 운동을 통해서 지방과 탄수화물을 동시에 소비시키는 것이 좋은데, 그에 알맞은 운동이 바로 중등 강도의 운동이다.

파워워킹이 바로 중등 강도에 속하는 운동이다. 걷기를 제대로 하려면 관절, 뼈, 근육, 신경이 모두 조화롭게 움직여야 하는데 이때 소비되는 칼로리 양이 만만치 않다. 체중에 따라 소비되는 칼로리는 다르지만, 50킬로그램의 성인 여성이 보통걸음으로 매일 30분을 걸으면 주당 약 1,000킬로칼로리가 소비되며, 파워워킹으로 걸으면 약 1,400킬로칼로리가 소비된다. 단지 걸었을 뿐인데도 열량이 소비되는 것이다. 이때 다양한 방

1장 걸어라 걸어라, 무조건 걸어라

법으로 걷기를 하면 소비되는 열량을 훨씬 더 늘릴 수도 있고, 원하는 신체 부위의 근육을 더 단련할 수도 있다.

　이제 '걷는다'는 행위에 대한 인식을 바꿔야 한다. 단순히 공간 이동을 위한 걷기가 아니라, 건강을 위한 최적의 운동이라는 생각을 해야 한다. 시간과 공간의 제약을 받지 않고 언제 어디서나 할 수 있는 운동이자, 내 몸속의 불필요한 살들을 제거해주는 다이어트 비법임을 명심하자.

걷기 다이어트는
몸속부터 바꾼다

●

다이어트를 시작하면 살이 빠지는 만큼 걱정거리도 늘어난다. 잡지나 SNS에서 '눈팅'만 하던 예쁜 옷을 원없이 입을 수 있는 날씬한 몸과 언제 어디서나 타인의 시선을 즐기며 걸을 수 있는 자신감 넘치는 몸매를 얻는 대신, 매일 아침 화장실에서 장시간 고통에 몸부림쳐야 하는 변비와 건강검진에서 훨씬 나이 들게 나오는 골밀도 수치, 너무나 예민해져 히스테릭한 '성질머리' 또한 얻게 된다. 마치 바늘과 실처럼 반드시 따라다니는 증상이다.

얻는 게 있으니 그 정도는 기꺼이 감내해야 하는 걸까? 그렇지 않다. '가성비(가격 대비 성능)' 최고의 다이어트 운동법인 걷기로 살을 빼면 바늘 가는 데 따라오는 실을 떼어낼 수 있다. 히포크라테스도 걷기를 '인간에게 가장 좋은 약'이라고 했다. 걷기만큼 건강을 지키고 다양한 몸의 변화를 이끌어낼 수 있는 운동도 없다.

가성비 최고의 다이어트 운동법

다이어트를 시작하면 전체적으로 먹는 양이 줄어들기 때문에 신체 전반의 기력이 떨어져 움직임도 줄어든다. 자연히 장 운동이 더뎌져 변비증상이 생긴다. 나도 매일 아침이면 어김없이 화장실을 가는 남편을 너무나 부러워하는 만성변비 환자였다. 진한 모닝커피의 힘을 빌리고, 가벼운 스트레칭을 해야만 겨우 화장실에 갈 수 있었다. 그러나 걷기운동을 시작한 지 두 달 정도 지나고부터는 커피를 마시지 않고도 아침이면 화장실로 직행하는 기쁨을 누릴 수 있게 되었다.

변비로 인해 노폐물을 제대로 배출하지 못하면 몸이 무거워져 생활에 불편함을 느끼는 동시에, 독소가 점점 쌓여 피부 트러블도 많이 발생하고 부종이 생겨 체중이 잘 빠지지 않는다. 이렇게 여자들의 최대 관심사인 피부와 다이어트 모두에 악영

향을 미치는 게 바로 변비다.

걷기는 변비 해소에 상당한 도움을 준다. 걷기운동을 하면 많은 근육이 움직이게 되고, 그 움직임을 통해 근육 안에 퍼져 있는 모세혈관의 수가 늘어나 산소와 영양이 단시간에 온몸에 퍼져 신진대사가 더욱 활발해진다. 곧 세포의 재생을 촉진시켜주므로 피부 노화를 예방하고 젊은 피부를 유지할 수 있는 원동력이 된다. 그리고 복부와 위장에도 자극을 주어 몸속 노폐물을 더 잘 배출할 수 있는 환경을 만들어주므로 배변활동에 탁월한 효과가 있다. 변비 탈출을 위해 이런저런 디톡스주스를 만들어 마셔야겠다고 생각했다면, 재료를 사러 나갔다 오는 길에 걷기운동도 함께 해보자. 훨씬 더 빨리 효과를 볼 수 있을 것이다.

걷기는 또한 지속적으로 뼈를 자극하므로 골밀도의 유지와 증진에도 도움이 된다. 즉, 골다공증도 예방할 수 있다. 골다공증은 뼈가 약해져서 부러지기 쉬운 상태가 된 것을 말하는데, 주로 폐경기 여성들에게서 많이 발생하는 질환이다. 폐경기를 지나면서 골 손실을 막아주는 등 중요한 작용을 하는 여성호르몬이 줄어드는데, 이는 곧 골량이 감소하는 이유가 된다.

20~30대에 골밀도가 가장 높아지므로, 이때 충분한 영양 섭취와 적절한 운동으로 뼈의 내실을 다져두어야 한다. 그런데 아이러니하게도 대부분의 여성이 이 시기에 가장 혹독한 다이

어트를 한다. 나 역시 20대에 굶어서 살을 빼고 다시 요요를 겪는 악순환을 반복했다.

단시간에 무리하게 다이어트를 하면 영양의 불균형이 심해진다. 특히 뼈의 핵심 구성요소인 칼슘 등의 영양소를 제대로 섭취하지 못하게 되는데, 40대 중반 이후에는 골밀도 저하 증상으로 골의 노화 속도가 빨라져 관절질환이 더 쉽게 발생할수 있다. 이 시기에는 건강한 영양 섭취와 알맞은 운동을 통해 골밀도를 높여야 한다. 달리기 등 과한 운동은 오히려 무릎과 발목뼈 등에 무리가 되어 관절건강이 나빠질 수 있다.

그렇다면 골밀도를 높여주는 가장 좋은 운동은 무엇일까? 바로 30~40분 동안 적절한 호흡으로 관절에 무리가 되지 않도록 하는 운동, 걷기다.

디톡스 효과, 걷기운동만 한 게 없다

내 몸에 맞는 적절한 강도의 걷기운동은 몸의 모든 감각을 총동원하는 운동이기도 하다. 눈으로는 다양한 것을 보고, 팔을 흔듦으로써 몸의 균형을 유지하고, 피부로 바깥 공기의 온도를 직접 느끼며, 코로 다양한 냄새를 맡는다.

걷는 순간에 우리 인체는 발끝에서 머리끝까지 수많은 복잡

한 신호를 서로 교환하게 된다. 이런 정보들이 대뇌의 부신피질에 전달되어 뇌를 활성화하는 역할을 한다. 특히 햇살을 받으며 걷기운동을 할 경우, '행복 호르몬'이라는 별명을 가진 세로토닌 수치가 증가하고, 몸속 산소량이 많아져서 항우울증 호르몬인 베타엔도르핀도 증가한다. 그러므로 우리 몸과 마음에 쌓인 노폐물과 스트레스를 그때그때 디톡스하기에 걷기운동만큼 좋은 것도 없다.

다이어트를 하다 보면 뇌에 충분한 영양이 공급되지 않고, 호르몬의 변화까지 생겨 신경이 더 날카로워진다. 특히 무작정 굶는 다이어트나 자신에게 잘 맞지 않는 운동을 무리하게 할 경우, 오히려 스트레스를 받아 다시 내 몸을 살찌게 하는 악순환의 고리를 만들기 쉽다. 그래서 나는 정신건강에도 이롭고 꾸준히 즐겁게 할 수 있는 걷기운동을 권하고 싶다. 딱 석 달만 하면 몸과 마음의 변화를 느낄 수 있을 것이다.

당신의 특기도 취미도
'걷기'여야 한다

●

"어머, 58킬로라고요?"

"왜요? 훨씬 더 나가 보여서요? 휴, 다들 그렇게 말해요. 키가 작아서 실제 체중보다 더 많이 나가 보일 거예요. 그래서 이번엔 정말 제대로 다이어트하려고 코치님을 찾아온 거예요."

내가 관리하는 회원 중에는 비만 수준은 아니지만 실제 체중보다 더 살쪄 보이는 이가 종종 있다. 나와 함께 다이어트 프로그램을 진행한 현주 씨도 그랬다. 하지만 그녀의 생각대로 비단 키가 작아서 그렇게 보이는 것은 아니었다. 근육 양과 체지방 양의 차이 때문이었다.

내 몸무게는 실제로 40킬로그램대 후반이지만, 대부분의 사람들은 그보다 더 적게 본다. 다이어트를 할 때 지속적으로 운동을 병행해서 몸의 근육 양을 늘렸기 때문이다.

이처럼 각자 다른 근육 양과 체지방 양으로 인해 보이는 몸의 형태는 극명하게 달라진다. 20대와 30대에는 그 차이가 미미할지도 모른다. 하지만 40대 이후에는 다이어트를 할 때 식이요법과 함께 꾸준한 운동을 병행한 여성과 그렇지 않은 여성 사이에서는 확연한 차이가 나타난다.

중도 포기 없이 꾸준히 하는 다이어트

다이어트란 100미터 달리기가 아니다. 42.195킬로미터보다 더 먼 거리를 달려야 하는 장거리 게임이다. 그러니 쉽게 포기하게 되거나 요요현상을 불러오는 무리한 다이어트를 해서는 안 된다. 물론 간헐적으로 굶기와 같은 극한 방법으로 음식 양을 줄여서 짧은 시간 안에 원하는 몸무게에 도달할 수도 있지만, 이때에도 반드시 운동을 병행해야 한다. 운동은 물론 단기간에 체중을 줄이는 방법은 아니다. 하지만 장기적으로 체지방은 줄이면서 근육을 만들어 탄탄하고 슬림한 몸매를 유지하기 위해서는 운동을 하는 것이 좋다.

1장 걸어라 걸어라, 무조건 걸어라

꾸준히 운동하는 습관을 들여야 근육이 형성되면서 점차 살이 잘 안 찌는 몸으로 변화되고, 더불어 체중도 감소한다. 그러므로 지나치게 힘에 부치는 운동, 돈이 많이 드는 운동, 자신의 평소 라이프스타일에 맞지 않는 운동 등은 피해야 한다. 그래서 내가 선택했고, 당당히 이 책을 읽는 여러분에게도 시도해보라고 권하는 운동이 바로 '파워워킹'이라 불리는 빠르게 걷기다. 우리는 천천히 걷든 빠르게 걷든, 조금 걷든 많이 걷든, 일상생활에서 걷기를 할 수밖에 없다. 어차피 걸어야 한다면, 좀더 운동적인 요소를 가미해 다양한 방법으로 걸어서 근력도 키우고 체중도 줄여보자.

파워워킹이란 일반 걷기와 달리기의 중간 속도(대략 시속 6~8킬로미터)로 걷는 것으로, 두 가지 단점을 보완한 업그레이드 버전의 걷기운동이다. 방법을 간단하게 설명하면, 상체는 똑바로 펴고, 시선은 10~15미터 앞을 바라보며, 팔은 L자 모양으로 뻗어 앞뒤로 힘차게 흔들면서, 평상시보다 조금 짧은 보폭(자신의 키-100센티미터)으로, 약간 숨이 찰 정도의 속도를 유지하며 걷는 것이다. 달리기보다 쉽게 지치지 않아 좀더 오랫동안 할 수 있으며, 헬스클럽의 트레드밀과는 달리 다양한 장소에서 자신이 원하는 코스로 얼마든지 바꿔가며 걸을 수 있어 쉽게 질리지 않는다는 장점이 있다.

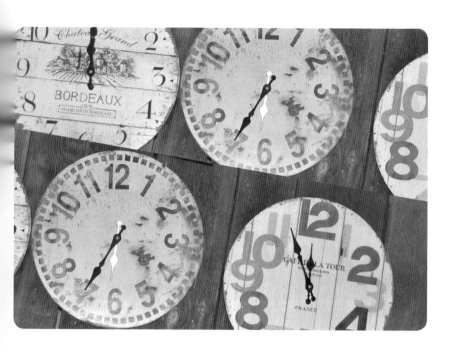

다이어트란 100미터 달리기가 아니다.

42.195킬로미터보다 더 먼 거리를 달려야 하는

장거리 게임이다.

파워워킹 100일, 몸의 근육까지 바꾼다

 일단 집 밖으로 나가 동네 한 바퀴 걷는 것부터 시작해보자. 굳이 처음부터 너무 많은 시간을 들여서 할 필요는 없다. 매일매일 하겠다는 무리한 계획은 오히려 긴 기간을 유지하는 데 방해가 될 수 있다. 처음 2주 동안은 주 3회 20분 정도씩 걷고, 그 후부터는 10분씩 시간을 늘리며 속도를 조금씩 높여가는 것이 좋다. 작심삼일도 한 주에 한 번씩만 하면 한 달 후에는 열두 번 정도의 운동으로 쌓이게 된다. 이렇게 짧은 기간을 여러 번 계획하는 것도 중도 포기 없이 꾸준하게 운동을 할 수 있는 또 하나의 방법이다.

 걸으면서 조금씩 자신이 어떻게 걷고 있는지를 확인하는 것이 중요한데, 걷는 자세에 따라 소비되는 칼로리가 달라질 수 있으며 사용되는 근육의 부위도 달라지기 때문이다(이 부분에 대해서는 2장에서 좀더 자세히 설명하겠다).

 내가 파워워킹을 시작한 지는 2년쯤 되었다. 처음에는 섭취한 음식을 내 몸에 쌓아두지 않고 소비하기 위한 일환으로 가볍게, 일주일에 고작 1~2회 걷기 시작했다. 지금은 보통 일주일에 3~4회, 아침 6~7시에 걷는다. 아침에 하지 못했을 경우에는 저녁식사가 어느 정도 소화된 후에 한다.

 이제 나에게 걷기운동이란, 걸으며 얻게 되는 다양한 효과와 마음의 변화를 몸으로 느끼는 최고의 운동이 되었다. 그러니 자연히 걷는 횟수도 늘어났다. 살을 빼기 위한 운동으로서가 아니라, 걷기 자체를 즐기게 된 것이다.

　운동도 일과 마찬가지로, 아무리 열심히 노력해도 즐기면서 하는 사람을 따라가지 못한다. 몸과 마음으로 즐길 수 있는 것을 택해야 오랫동안 꾸준히 하면서 습관화할 수 있다. 지금부터 나와 함께 본격적으로 파워워킹에 관해 알아보자. 당신도 자연스럽게 파워워킹의 매력에 빠져들게 될 것이다.

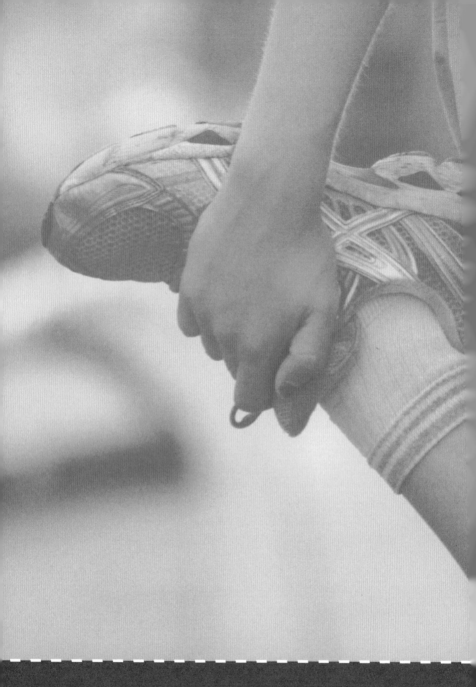

걸어라, 그리고 행복해져라.
그래서 건강해져라.
_ 찰스 디킨스

어떻게
걸을 것인가

걷기에 맞는 TPO는
따로 있다

●

"코치님! 걷기는 아침에 하는 게 좋아요, 아니면 저녁에 하는 게 좋아요? 살 빼려고 하는 운동은 왠지 저녁에 하는 게 좋을 것 같은데, 아닌가요?"

다이어트 프로그램을 진행하다 보면 종종 이런 질문을 받게 된다. 물론 나 역시 처음 걷기운동을 시작할 때 궁금했던 내용이다. '기왕이면 다홍치마'란 말도 있듯이, 어차피 할 운동이라면 효율적인 면에서 더 좋은 시간대를 선택하고 싶은 게 당연하다. 그러나 애석하게도 정답은 없다. 물론 아침 운동과 저녁 운동의 차이점은 분명히 있다. 공복에 하는 아침 운동은 체지방을 소비하는 데 좋고, 저녁 운동은 근육을 만드는 데 좋다. 근육 생성에 도움을 주는 테스토스테론 호르몬 분비가 오후 시간에 왕성하기 때문이다.

하지만 결론적으로, 운동을 하기에 가장 좋은 시간대는 내가 중도에 포기하지 않고 꾸준히 운동할 수 있는 시간대다. 사람마다 주어진 상황이 다르기 때문에 운동하기에 적절한 시간대도 각자 다른데, 그 시간대를 찾기 위해서는 일단 아침, 점심, 저녁에 각각 운동을 해보는 것이 좋다. 직접 해봐야 나에게 맞는 시간대를 찾을 수 있다. 삼시세끼 밥을 먹듯 습관처럼 운동하기에 가장 적합한 시간대를 찾아 꾸준히 해야 효과를 볼 수 있다.

운동의 시간, 장소, 상황을
내 맘대로 조절해야 오래 할 수 있다

나는 이른 아침의 운동을 선호한다. 오후에는 다이어트 트레이너로 활동하고, 저녁에는 쌍둥이 남자아이 둘을 키우며 살림을 해야 하기 때문이다. 그래서 아침 일찍 일어나 운동하면서 하루를 시작하는 것이 시간 활용 측면에서 가장 효율적이다. 또 인적이 드문 이른 아침에 가장 먼저 길을 걷는다는 사실이 왠지 모를 희열감을 주기도 한다.

만일 당신이 아침엔 가족들을 챙기고 본인의 출근준비만으로도 시간이 빠듯한 워킹맘이라면, 점심시간을 이용하는 것이 가장 좋을 것이다. 저녁약속이나 술자리가 잦은 싱글 직장인이라면, 아침에 딱 30분 일찍 일어나서 출근준비 전에 운동으로 하루를 시작해보는 건 어떨까?

아침 일찍 일어나는 게 도저히 안 된다면, 퇴근 후에라도 해야 한다. 그러기 위해서는 출근 전 현관에 운동복을 준비해두는 것이 좋다. 퇴근해서 집에 들어오자마자 현관에 준비된 운동복으로 갈아입고 바로 나가 동네 몇 바퀴라도 걷자. 이렇게 걷기운동은 자신의 생활패턴에 따라 틈새시간을 활용해서 해야 즐기면서 꾸준히 할 수 있다.

나의 경우 워킹코스가 정해져 있지 않다. 그날그날 주어진 시간과 아침에 일어나자마자 느껴지는 기분에 따라 달라진다. 스타벅스를 목적지로 삼아 걸을 때도 있고, 공원을 목적지로 삼아 걸어가서 그곳의 각종 기구를 이용해 추가 운동을 할 때도 있고, 때로는 산으로 가서 하이킹을 하기도 한다. 다양한 장소에서 각기 다른 풍경을 보고 느끼며 걷다 보면 운동의 지루함을 느낄 겨를이 없다. 늘 활기찬 마음으로 운동을 할 수 있다.

그래도 싫증이 나는 날은 가끔 아웃렛으로 가서 아이쇼핑을 하며 걷기도 한다. 이렇듯 당신도 자신에게 기쁨을 줄 수 있는 다양한 장소를 정해서, 그날의 기분과 상황에 맞게 걷기운동을 하면 된다. 중요한 것은, 걷기를 일상화할 기분 좋은 핑계를 만드는 것이다.

요즘에는 걷기운동에 도움이 되는 스마트폰용 애플리케이션이 다양하게 나와 있다. 그것을 이용해서 집이나 회사 주변을 검색한 후 원하는 곳을 목적지로 정해놓고 거리와 소요시간을 확인하며 걸을 수도 있다.

휴일에는 좀더 멀리 나가 걷는 것도 기분전환에 도움이 된다. 카페를 좋아한다면 집에서 거리가 좀 먼 카페를 찾아 걸어갔다가 커피를 한잔 마시고 올 수도 있다. 사람들을 구경하며 걷는 것을 좋아한다면 이태원이나 명동 등 북적이는 곳으로 가서 걸을 수도 있다. 한적하게 자연을 벗삼아 걷는 것을 좋아한다면 서울 시내를 한눈에 내려다볼 수 있는 남산의 언덕길이나 북악산 성곽길은 어떤가. 어떤 길이든 나에게 꼭 맞는 다양한 코스를 많이 준비해둘수록 걷기는 일상의 또 다른 즐거움이 되어줄 것이다.

일상의 스트레스까지 해소하는 걷기운동

미국의 공휴일 풍경도 한국과 다를 바 없다. 보통 월요일이 공휴일인 경우가 많아 주말을 끼고 3일 정도 연휴가 이어지는 데, 이때는 산과 바다를 찾아 나들이 가는 차량으로 인해 고속도로가 인산인해를 이룬다. 우리 가족도 휴일에는 새벽 6시에 출발해 세 시간 거리에 있는 피스모비치(Pismo Beach)로 향하곤 한다. 뜨거운 햇살을 받아 반짝이는 캘리포니아의 해변에서 아이들은 친구들과 함께 모래놀이와 서핑을 즐긴다. 예전의 나였다면 비치 의자에 앉아 주전부리를 안주삼아 맥주를 마시며 수다를 떨다가 더부룩한 배를 부여잡고 집으로 왔을 것이다. 그러나 걷기운동을 시작한 후로는 어떤 상황에서도 걷고자 애쓴다. 아니, 노력이 아니라 그냥 걷고 싶은 생각이 절로 든다.

얼마 전 휴일에도 피스모비치에 갔다. 여유로운 마음으로 주변을 구경하며 걷다 보니 예전에는 미처 발견하지 못했던 바닷가 동네의 소소한 아름다움이 눈에 들어왔다. 즐거운 마음으로 걸으면서 스트레스도 해소하고 근력까지 키울 수 있으니, 그야말로 일석이조가 아닐 수 없다.

이처럼 어떤 상황에서도 마음만 먹으면 할 수 있는 운동이 바로 걷기운동이다. 걷기를 이동을 위한 최소한의 수단이라고만 생각하지 말고, 그 무엇보다 편하고 즐거운 마음으로 할 수 있는 가장 쉬운 운동이라고 생각해보자.

후줄근한 '추리닝'은
걷기의 적

•

최근 각종 패션잡지에 '애슬레저룩'이란 단어가 심심치 않게 등장하고 있다. 바로 애슬레틱(athletic)과 레저(leisure)의 합성어로, 일상복으로 입어도 어색하지 않으면서 운동복처럼 편하고 활동성이 있는 스타일의 옷을 일컫는다. 몸매와 건강을 위해 운동하는 여성이 늘어나면서 애슬레저룩이 하나의 패션 트렌드로 자리를 잡아가고 있다. 바야흐로 운동복도 패션인 시대다.

나는 자칭 '쇼퍼홀릭'이라 할 만큼 쇼핑을 좋아하는데 특히 옷, 신발, 가방 등 패션 아이템 쇼핑을 즐긴다. 시간적으로 여유가 있을 때에는 오프라인 매장에 가서 직접 보고 입어보는데, 여의치 않을 때에는 온라인에서라도 구경하며 쇼핑욕구를 채운다. 그런 나에게 애슬레저룩의 등장은 쇼핑을 위한 또 하나의 구실이 생긴 셈이다.

애슬레저룩에 도전하기

걷기운동을 처음 시작했을 때는 주로 트레이닝복을 입고 했다. 마땅한 워킹화가 없어서, 가지고 있는 신발 중 가장 발이 편할 것 같은 운동화를 골라신고 걸었다. 물론 워킹화가 아니어서 걷다 보니 쉽게 발에 땀이 차올라 오랜 시간 걸을 수는 없었다. 그때부터 워킹 관련 패션 아이템을 사기 시작했다.

걷기운동을 위한 워킹화 한 켤레로 시작된 나의 쇼핑은 점점 과열 양상을 띠었다. 1년이 지난 지금 나의 옷장 한켠에는 다양한 걷기 관련 운동복 코너가 마련되어 있다. 다양한 색과 무늬를 뽐내는 각종 트레이닝 팬츠, 민소매부터 긴팔까지 각양각색의 트레이닝 티셔츠, 티셔츠 안에 입을 탱크톱과 양말까지 완벽하게 구비되어 있다. 물론 이 아이템들은 운동할 때뿐 아니라 평상시에도 즐겨 입는다.

처음 걷기운동을 할 때는 걸을 장소와 시간 정도만 고려했지만, 이제는 '무엇을 입고 걸을까'도 중요한 체크리스트 항목이 되었다. 심지어 온라인으로 구매한 운동복이 도착한 날이면 빨리 새 옷을 입고 걷고 싶은 충동을 느낄 정도다.

이렇듯 운동복도 지속적으로 운동을 할 수 있도록 도와주는 동기유발 아이템이 될 수 있다. 운동할 때 예쁜 운동복으로 차려입으면 기능적인 효과는 물론이거니와 나만의 스타일까지 표현할 수 있기 때문에, 운동이 절로 좋아지고 기분전환에도 도움이 되는 시너지 효과를 가져오는 것이다.

스포츠레깅스에 스포츠브라까지, 제대로 갖춰입고 걷자

파워워킹을 할 때는 주로 하체 근육을 많이 사용하기 때문에 팬츠의 선택이 무엇보다 중요하다. 지속적으로 사용되는 근육의 움직임을 잡아줄 수 있는, 적당한 조임의 컴프레션 소재 팬츠가 좋다. 출렁이는 아랫배를 탄탄하게 조여주고, 상체를 지탱하는 허리 라인을 타이트하게 잡아줘야 오랫동안 걸어도 다리 근육에 무리가 가지 않아 쉽게 피로해지지 않는다.

이런 조건을 만족시켜주는 팬츠의 형태가 바로 '스포츠레깅스'다. 완벽한 몸매를 지니지 않고서야 어떻게 이런 팬츠를 입을 수 있겠느냐고 반문할지도 모르지만, 레깅스에 걸맞게 적절한 상의를 입어주면 오히려 늘어진 살들을 바로잡아 더 날씬해 보이는 효과를 누릴 수 있다. 또한 내 몸매가 그대로 드러나게 되므로 운동에 대한 자극도 더 느낄 수 있으며, 걷기운동의 기본인 걸음걸이를 훨씬 더 명확하게 파악할 수 있다. 그래도 자신이 없다면 레깅스 위에 숏팬츠(트랙팬츠)를 덧입는 것도 좋은 방법이다.

상의는 땀을 잘 흡수하고 바람이 잘 통하는 소재의 옷이면 무엇이든 상관없다. 대신 브래지어만큼은 절대로 대충 입어서는 안 된다. 반드시 기능성을 갖춘 스포츠브라를 입어야만 운동을 하면서 가슴이 처지는 문제를 해결할 수 있으며, 흔들림을 최소화해 걷는 동안 가슴에 무리가 가지 않는다.

이제 마지막으로 워킹화에 대해 살펴보자. 워킹화를 고를 때는 편안한 착용감을 최우선으로 봐야 한다. 걸을 때 몸의 무게가 모두 발에 실리기 때문이다. 발볼이 좁지 않아 발가락이 자유롭게 다 펴질 수 있을 정도의 넓이, 발이 지면에 닿는 순간 발뒤꿈치에 가해지는 충격을 흡수할 정도의 적절한 쿠션감을 가진 높이, 발을 뗄 때 구부러지는 부위에 무리가 가지 않을 정도의 유연함을 갖춘 것을 선택해야 한다.

최근의 스포츠웨어는 이런 기능을 모두 갖추고 있으면서 패션 아이템으로서의 매력까지 겸비하고 있다. 지금부터라도 애

2장 어떻게 걸을 것인가

슬레저룩에 관심을 가져보자. 패션 트렌드마저 걷기운동을 독려하고 있으니, 이번 기회에 꾸준한 걷기운동을 통해 탄탄한 몸매의 소유자가 되어보자.

몸이 기억하는
걷기 자세

●

　공원에서 걷기운동을 하다 보면, 다른 사람들의 걷는 자세에 눈길이 갈 때가 있다. 가끔은 자세를 교정해주고 싶은 사람도 있다. 고개를 숙인 채 땅만 쳐다보며 걷는 사람, 팔을 제멋대로 흔들며 팔자걸음으로 걷는 사람 등 다양하다. 반면 눈에 확 띌 만큼 좋은 자세로 걷는 사람도 있다. 바로 허리를 쭉 펴고 시선을 앞에 둔 채 팔을 직각으로 굽혀 앞뒤로 흔들면서 힘차게 걷는 사람이다. 이렇게 같은 장소에서 같은 시간 동안 걷기운동을 해도 자세에 따라 운동의 효과는 천양지차로 나타난다.

　모든 운동에는 각각 적합한 기본자세가 있다. 그것을 제대로 실행할 경우에는 그 운동의 효과를 100퍼센트 이상 얻을 수 있지만, 그렇지 않을 경우 효과는커녕 부상의 위험이 따른다. 따라서 반드시 몸으로 기본자세를 충분히 익힌 후 시작하는 것이 좋다.

특히 파워워킹은 시속 6~8킬로미터로 빠르게 걷는 운동으로, 일반적인 걷기보다 운동 효과가 크다. 달리기처럼 많은 칼로리를 소모할 수 있는 운동인 것이다. 물론 좋은 자세로 제대로 걸어야만 전신의 근육을 사용할 수 있어 운동 효과가 커진다. 그래서 올바른 자세를 꾸준히 연습해 몸이 기억하도록 만드는 것이 무엇보다 중요하다.

운동 효과를 200퍼센트 향상시키는 올바른 걷기 자세

처음부터 올바른 걷기 방법을 완벽하게 구현하면서 걸으려고 하면 오히려 걸음이 꼬이고 만다. 머릿속에 동작에 대한 생각만 가득해서 자연스럽게 걸음을 옮기기도 어렵다. 따라서 한가지씩 차근차근 마스터해가는 것이 좋다. 우선 거울을 보면서 제자리걷기를 해보면 내 걸음걸이의 문제점이 무엇인지 쉽게 알 수 있다.

● 올바른 걷기 자세 ●

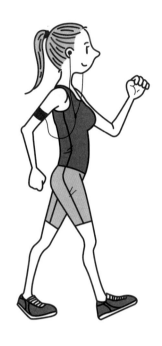

❶ 등을 곧게 세우고, 어깨는 자연스럽게 펴서 가슴을 앞으로
내민다.

❷ 시선은 10~15미터 앞을 바라본다.

❸ 허리를 쭉 펴고, 아랫배와 엉덩이에도 힘을 준다.

❹ 발은 11자를 유지하면서 걷는데, 보폭은 '자신의 키-100센
티미터' 정도를 유지한다.

❺ 발 딛는 순서는 '발뒤꿈치 → 발바닥 → 발가락'으로, 반드시
뒤꿈치가 먼저 닿도록 한다.

2장 어떻게 걸을 것인가

❻ 손은 가볍게 주먹을 쥐고 팔을 90도로 구부린 후, 다리와 서로 교차해가며 앞뒤로 흔든다.

❼ 호흡은 코로 깊게 들이마셔 입으로 내뱉는다.

의외로 평소 걸을 때 발을 11자 모양으로 유지하는 사람은 드물다. 두 발끝을 바깥쪽으로 벌려 팔자걸음으로 걷거나, 반대로 안으로 오므려서 안짱걸음으로 걷는 등 제각각 다양한 걸음걸이를 갖고 있다.

만일 당신도 그렇다면 첫 주는 11자 모양을 유지하며 걷는 데만 신경을 써보자. 11자로 걷는 게 쉬워지면, 그다음에는 발뒤꿈치부터 발바닥을 거쳐 발가락으로 '3단 디딤'을 유지하며 걷기를 연습해보자. 발 전체에 자극을 주며 걸어야 쉽게 지치지 않고 부상의 위험도 줄일 수 있다. 이는 파워워킹을 할 때뿐 아니라 평소 걸을 때에도 해당되는 자세이므로 몸으로 기억해두는 것이 좋다.

둘째 주부터는 시선을 앞에 두고 걷는 연습을 해보자. 나도 처음 파워워킹을 시작했을 때는 어느 순간 바닥을 보며 걷고 있다는 걸 깨닫곤 했다. 바닥에 떨어진 동전이라도 찾는 것처럼 자꾸 고개를 숙이고 걷다 보니, 어느 정도 걸은 후에는 목과 어깨가 뻐근해졌다. 그런데 시선을 정면에 두고 10~15미터 앞을 보며 걸으면 자연스럽게 어깨가 펴지고 허리는 세워지며 아랫배에도 힘이 들어가게 된다. 게다가 걸으면서 다양한 주변 풍경을 볼 수 있으니 지루함도 덜하다.

자세만 잘 유지해도
몸 전체의 근육을 사용할 수 있다

기본자세의 마지막은 팔 동작이다. 일반적인 걷기와 파워워킹의 다른 점 중 하나가 바로 이 팔 동작이다. 일반적인 걷기는 팔을 자연스럽게 내리고 걷지만, 파워워킹을 할 때는 팔을 90도로 구부리고 손은 가볍게 주먹을 쥔 채 앞뒤로 흔들어주어야 한다.

파워워킹의 핵심은 속도에 있다. 일정한 속도를 유지하면서 걸어야 하는 것이다. 그런데 걷다 보면 속도는 조금씩 줄어들기 마련이다. 이때 팔 동작을 빨리해주면 걸음이 빨라지고 다시 속도가 올라간다. 또한 팔 동작을 유지하면서 걷게 되면 하체 근육뿐 아니라 상체 근육까지 발달되어, 특히 여자들의 고민인 팔뚝살 빼기에도 많은 도움이 된다.

이 모든 동작은 하루아침에 익혀지지 않는다. 나 또한 그랬다. 과욕은 금물이다. 욕심을 버리고 한 가지씩 차근차근 익혀가다 보면 굳이 의식하지 않아도 어느 정도 몸에 배게 되는데,

2장 어떻게 걸을 것인가

그때 다음 동작으로 넘어가면 된다.

　파워워킹은 단지 걷기만 하는 운동이 아니라 배, 엉덩이, 허벅지, 종아리, 팔 등 몸 전체의 근육을 사용하는 전신운동이다. 따라서 해당 근육을 제대로 사용하기 위해서는 기본자세를 충분히 반복해서 몸이 기억하도록 만들어야 한다.

걷기에도
'풀코스'가 있다

●

모든 일에 일련의 과정이 있듯 살 빼기를 위한 걷기운동에도 코스가 있다. 무작정 걷는 것만이 능사가 아니다. 시작부터 마음만 앞서 충분한 워밍업 없이 급하게 빠른 걸음으로 걷는다든가, 급작스럽게 달리기 모드로 전환하면 근육이 놀랄 뿐 아니라 쉽게 지쳐서 운동을 오래 할 수 없다. 운동을 마칠 때에도 마찬가지다. 있는 힘을 다할 정도의 속력으로 파워워킹을 하다가 갑자기 운동을 끝내면 경직된 근육이 풀리지 않아 다음 날 근육통을 앓을 수도 있다.

그러므로 30분을 걷든 한 시간을 걷든, 파워워킹의 과정을

2장 어떻게 걸을 것인가

숙지하고 걸어야 한다. 이 과정에는 자신의 체력 상태에 따라 선택해야 하는 단계도 있고, 운동 시작 전과 후에 하는 스트레칭처럼 반드시 해야 하는 단계도 있다. 스트레칭을 제외한 각각의 단계는 걸음의 속도와 호흡의 편안함 상태에 따라 레벨을 나눌 수 있다.

걷기운동의 7단계 풀코스 맛보기

우선 걷는 속도를 1~5로 수치화했다. 천천히 느릿느릿 걷는 속도를 레벨1, 가만히 있을 때와 같은 호흡으로 평소 걷는 속도를 레벨2, 숨쉬기가 힘들게 느껴지지는 않지만 약간 가쁜 정도의 속도를 레벨3, 숨쉬기가 약간 힘들어지며 빠르게 걷는 속도를 레벨4, 자신이 할 수 있는 최대한으로 빠르게 걸을 때의 속도를 레벨5로 정했다.

아래 예시된 단계별 할당 시간은 총 한 시간 동안 운동을 할 경우로, 만일 총 운동 시간을 30분으로 줄인다면 각 단계별 시간도 반으로 줄이면 된다.

1. 워밍업 스트레칭(3~5분)

파워워킹 전에 하는 스트레칭은 경직된 근육세포를 하나하나 이완시켜주는 역할을 한다. 따라서 충분한 스트레칭 후 파워워킹을 해야 한다. 목, 팔, 허리, 다리의 근육을 늘리고 관절을 돌려서 충분히 풀어준 후 걷기운동을 시작하자.

● 상체 옆으로 굽히기 ●

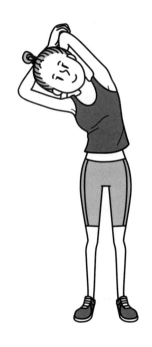

❶ 다리는 어깨 넓이로 벌린다. 머리 뒤쪽으로 양쪽 팔을 들어 오른쪽 팔로 왼쪽 팔꿈치를 잡는다.

2장 어떻게 걸을 것인가

❷ 팔꿈치를 잡아 아래로 당기며 허리와 몸통도 같은 방향으로 굽혀지도록 구부린 채 약 30초 유지한다.

❸ 팔을 바꿔 동작을 반복한다.

● 한 발로 서서 다리 구부려 당기기 ●

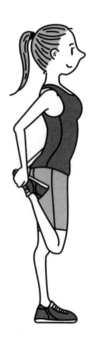

❶ 허리를 펴고 왼쪽 발로 선 채 오른쪽 다리는 뒤로 구부려 오른쪽 손으로 발을 잡는다.

❷ 구부린 다리를 엉덩이 쪽으로 누르는 느낌으로 약 30초간 잡아당긴다. 오른쪽 허벅지 앞쪽이 당기는 느낌이 나야 제대로 된 동작이다.

❸ 발을 바꿔 동작을 반복한다.

2. 워밍업 걷기 : 레벨3, 숨이 약간 가빠질 정도로 걷기(10분)

본격적인 파워워킹을 하기 전에 10분 정도는 편하게 호흡할 수 있을 정도의 속도로 걷는다. 이 과정을 통해 쉬고 있던 몸 전체의 근육과 인대가 조금씩 자극을 받게 되고, 체온도 서서히 상승해 본격적인 파워워킹을 하기에 적합한 몸 상태가 된다. 이때 팔은 90도를 유지한 채 가볍게 앞뒤로 흔들어준다.

3. 파워워킹 I : 레벨4, 숨쉬기가 약간 힘들 정도로 걷기(20분)

워밍업 걷기로 인해 어느 정도 체온이 올라가고 근육과 인대가 충분히 풀어졌으므로, 이 단계에서는 숨이 약간 거칠게 쉬어질 정도로 속도를 내어(시속 6~8킬로미터, 1킬로미터당 7~10분) 걸어보자. 팔은 워밍업 걷기 단계보다 조금 더 활기차게 앞뒤로 흔든다. 팔꿈치를 올릴 수 있는 한 최고 높이인 눈 위치까지 올려서 힘차게 흔들자. 팔을 세차게 흔들수록 걷는 속도가 빨라진다.

2장 어떻게 걸을 것인가

이 단계에서 주의할 점은, 속도를 내기 위해 보폭을 넓히면 무릎과 발목 등 하체 관절에 무리를 줄 수 있다는 것이다. 따라서 보폭을 더 넓히지 않은 상태에서 걸음을 빠르게 하는 것이 더 효율적이다.

4. 달리기: 레벨5, 숨쉬기가 힘들 정도의 속도로 달리기(5분)

자신이 낼 수 있는 최고 속도로 매우 빠르게 걷거나, 혹은 달리는 단계다. 만일 운동 초보자라면 근육과 심장에 무리가 갈 수 있기 때문에 생략해도 되는 과정이다. 그러나 파워워킹이 어느 정도 숙련된 사람이라면, 비슷한 속도로 계속 걷는 것보다는 속도를 더 내서 심장이 터질 것 같은 한계속도로 잠깐씩 달리는 것이, 일종의 인터벌운동이 되어 체지방 감소에 더 효과적이다. (한 번에 5분을 하는 것이 아니라 레벨4 단계의 파워워킹을 하는 동안 1~3분 정도 자신의 체력에 따라 반복해서, 총 시간이 5분 정도 되도록 한다.)

장시간 내내 전속력으로 걷거나 달리는 것은 체력적으로 무리가 될 수 있지만, 속도를 조절해 레벨의 변화를 주면 호흡과 체력에 적절한 휴식을 줄 수 있다. 이처럼 파워워킹을 할 때 중간중간 전속력으로 걷거나 달리는 것을 반복해서 하면, 전체 운동 시간으로 봤을 때 최고 속도로 걷는 시간이 좀더 늘어나게 된다. 운동 효율도 높아진다.

5. 파워워킹 II : 레벨4, 숨쉬기가 약간 힘들 정도로 걷기(10분)

최고 속도로 걷거나 달리는 것을 지속하게 되면 체력 소모가 커져서 운동을 오래 할 수 없다. 다시 파워워킹의 속도로 돌아가 몹시 가빠진 숨을 고르며 걷는다. 팔은 계속 90도를 유지해 앞뒤로 흔들면서 걷자.

6. 쿨다운 걷기 : 레벨3, 숨을 편히 쉴 수 있을 정도로 걷기(5분)

체내에 쌓인 젖산 등의 피로물질을 풀어주기 위해 숨을 고르면서 가볍게 걷는다. 이 쿨다운 동작을 통해서 뭉친 근육이 서서히 풀리고 긴장했던 근육도 회복하게 된다.

7. 마무리 스트레칭(5분 이상)

운동 후에는 반드시 마무리 스트레칭을 해야 한다. 운동을 빨리 끝내고 싶은 마음에 자칫 대충 하기 쉬운데, 마무리 스트레칭은 운동 전 스트레칭보다 더 중요하다. 긴장한 채 움직였던 근육과 관절의 피로를 잘 풀어줘야 다음 날 올 수 있는 근육통을 줄일 수 있다.

파워워킹을 하는 동안 가장 많이 쓰인 근육은 하체 근육이므로 무릎, 발바닥, 허벅지 안쪽과 바깥쪽, 엉덩이 근육을 스트레칭을 통해 반드시 풀어줘야 한다. 이 외에도 팔과 목 등 힘이 들어간 곳이라면 꼭 스트레칭을 통해 근육을 풀어줘야 한다.

2장 어떻게 걸을 것인가

● 몸통 앞으로 구부리기 ●

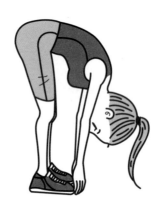

❶ 양발을 어깨 넓이로 벌리고 11자 모양을 유지해 발끝이 정면을 향하게 한다.

❷ 무릎은 펴고 양팔은 머리 위로 올려 쭉 뻗는다.

❸ 허리를 굽혀 몸통을 앞으로 최대한 구부려 손바닥이 땅바닥에 닿게 하여 약 15초 유지한다(3회 반복).

● 다리 앞으로 들어올리기 ●

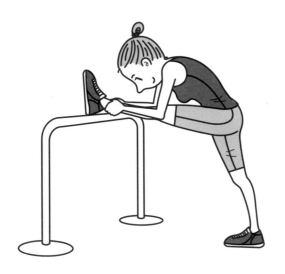

❶ 지지대 위에 오른쪽 다리를 무릎을 편 상태로 올린다.

❷ 상체를 앞으로 숙이며 양손으로 오른발의 발목을 잡고 약
   20초간 유지한다.

❸ 왼쪽 다리도 동일한 방법으로 반복한다.

걷기 효과를 높이는
'음식' 골라먹는 방법

●

나는 개인적으로 공복에 걷는 것을 좋아한다. 그래서 가급적 이른 아침 물 말고는 아무런 음식도 섭취하지 않은 상태에서 운동을 한다. 위가 텅 빈 상태에서 파워워킹을 하고 나면 내 몸속의 지방덩어리들이 쫙 빠진 것 같은 홀가분한 느낌이 드는데, 바로 그 순간을 즐기기 위해 운동을 한다고 해도 과언이 아니다.

그때만큼은 이 상태로 하루 종일 지내고 싶은 마음이 간절하지만, 시간이 지날수록 밀려오는 허기에 음식을 섭취할 수밖에 없다. 그렇지만 무턱대고 먹을 수는 없다. 이른 아침의 걷기운동이 헛되지 않도록, 아니 오히려 그 효과를 극대화시켜줄 궁합이 맞는 음식을 골라먹는다.

운동과 음식 사이에도 궁합이 있다. 운동을 하지 않고 음식 섭취만 줄이거나, 운동을 해도 음식을 조절하지 않으면 체중 감량에는 한계가 있다. 이 둘은 떼려야 뗄 수 없는 관계인 것이다. 따라서 애써 운동한 것을 헛되게 하지 않으려면 음식을 제대로 먹어야 한다. 특히 실수하기 쉬운 것 중 하나는, '아! 오늘 운동했으니 평소보다 좀더 먹어도 되겠지?'라고 생각하는 것이다. 파워워킹을 했다고 해서 음식 섭취 양을 늘리면 늘어난 근육 양에 체지방까지 더해져 운동한 것이 모두 물거품이 되고 만다. 심지어 더 이상 운동을 하고 싶지 않을 만큼 체중이 늘어나는 불상사가 벌어지게 된다.

운동할 때는 음식도 골라서 먹자

파워워킹 직후 가장 먼저 섭취하는 것은 물이다. 걸으면서 흘린 땀으로 인해 균형이 깨진 체내 수분 밸런스를 물로 맞춰주는 것이다. 간혹 물 대신 스포츠음료나 과일주스 등을 마시는 경우가 있는데, 이런 음료들에는 설탕 등 당분이 많이 함유되어 있기 때문에 좋지 않다. 따라서 걷기운동 직후에는 반드

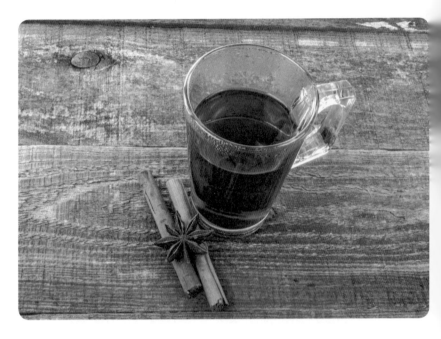

걷기운동 직후에는

반드시 맹물이나 스파클링워터,

혹은 옥수수차나 보리차 정도의

물만 섭취하는 것이 좋다.

시 맹물이나 스파클링워터, 혹은 옥수수차나 보리차 정도의 물만 섭취하는 것이 좋다.

물을 마신 다음 내가 챙겨먹는 음식은 닭가슴살이나 두부, 연어샐러드다. 운동 후 한 시간 이내는 영양소의 흡수가 가장 빠른 시기인 데다, 특히 단백질 합성이 활발히 이루어지는 시기이므로, 근육을 구성하는 단백질 식품을 꼭 챙겨먹는다. 파워워킹은 유산소운동의 일종이지만 상당량의 근력 또한 사용되기 때문에, 운동 후 단백질 식품을 섭취해주면 사용된 근육의 피로를 풀어주는 동시에 근육 생성에도 도움이 되어 보다 탄력적인 몸매를 만들 수 있다.

단백질 식품 중 두부·연어·닭가슴살은 저지방고단백 식품으로, 칼로리는 낮으면서 포만감은 높은 식품들이다. 이중 한 가지와 각종 채소에 식초와 올리브유 정도만 함유된 드레싱을 뿌려 먹으면 맛과 영양 두 가지를 다 만족시킬 수 있다. 이때 채소를 함께 섭취하는 이유는, 채소에 함유된 섬유소가 포만감을 주고, 비타민은 단백질 식품이 체내에 더 잘 흡수될 수 있도록 돕는 역할을 하기 때문이다. 이 둘은 궁합이 잘 맞는 음식인 셈이다. 드레싱소스는 시중에 판매되는 것 중 되도록 색이 투명한 것이 지방 함량과 칼로리가 적으므로 선택할 때 참고하기 바란다.

그런데 운동을 했다는 이유로 갑자기 탄수화물과 지방 함량이 높은 음식을 폭식하게 되면 어떻게 될까? 우리 몸은 이미 운동을 마친 상태이기 때문에 섭취되는 음식을 그냥 지방으로 바꿔 몸 곳곳에 쌓아둘 가능성이 높다. 즉, 더 살이 찌게 되는 것이다.

운동 전후 꼭 먹어야 할 것 VS 먹으면 안 되는 것

일주일에 2~3일은 이른 아침 공복 상태에서 운동을 하지 만, 그러지 못한 날에는 늦은 오후나 저녁에 파워워킹을 하게 된다. 이때에는 기본적으로 음식을 섭취하고 최소 두 시간은 지난 후에 운동을 한다. 위가 가득 차 있는 상태에서 파워워킹 을 하면 위산이 역류되어 오히려 소화가 잘 되지 않아서 걷는 내내 속이 거북하기 때문이다. 이는 물도 마찬가지다. 한 번에 500밀리리터 이상 지나치게 많은 양을 섭취하면 위가 팽만해 져 거북해진다.

운동을 하기 전에도 음식을 잘 골라먹어야 하는데, 워킹 전 에는 탄수화물 위주로 음식을 섭취하는 것이 좋다. 단백질 식 품보다는 위에 부담을 덜 주고, 소화되는 속도도 빨라서 워킹 중 필요한 에너지원으로 바로 사용할 수 있어 쉽게 지치지 않 고 운동을 계속 해나갈 수 있기 때문이다. 단 탄수화물 중에서도 초콜릿이나 식빵 등은 피해야 한다. 당지수가 높은 이런 음식들은 우리 몸에 에너지를 빠르게 공급하지만, 운동에너지로 사용되는 것이 아니라 지방으로 바뀌어 저장될 수 있다. 또한 급격한 혈당 상승으로 인한 인슐린 과다 분비로 저혈당 증세를 일으켜 운동을 유지할 수 없게 된다. 그러므로 혈당을 급격하게 올리지 않는, 당지수가 낮은 '복합탄수화물'이 좋다.

운동 전에 피해야 하는 음식은 소화가 더딘 고지방 식품이다. 이런 음식을 먹고 운동하면 우리 몸속 에너지가 근육을 생성하는 데 사용되는 대신, 고지방 음식을 소화하는 데 사용되기 때문에 운동을 한 효과가 없어진다.

그러므로 운동을 하기 전에는 간단하게 고구마·바나나·사과·통밀빵을 섭취하거나, 식사를 할 경우에는 현미가 많이 든 밥과 반찬을 섭취하되 국이나 찌개는 가급적 피하는 게 좋다. 국이나 찌개에는 다량의 염분이 들어 있어서 운동 중에 땀으로 손실되는 체내 수분을 더 고갈시켜 갈증을 불러일으키기 때문이다.

운동 전 섭취 권장 식품
(복합다당류 식품과 소량의 단백질 식품)

- **바나나** 많은 무기질과 비타민, 탄수화물을 함유하고 있다. 무기질 중 칼륨은 근육 경련을 예방하며, 탄수화물은 흡수가 빨라서 에너지원으로 사용된다.

- **고구마** 당지수가 낮은 탄수화물과 섬유질이 많이 함유되어, 운동 전 에너지를 높이는 데 도움이 되며 혈당을 일정하게 유지하도록 도와준다.

- **아몬드** 식이섬유와 단백질, 불포화지방산이 골고루 함유되어 있다. 유산소운동 전에 섭취하면 에너지를 공급하고 오랫동안 운동할 수 있는 지구력 유지에 도움이 된다.

- **통밀빵** 통밀은 일반 밀가루에 비해 당지수가 낮아 인슐린 수치가 급격히 올라가지 않는다. 혈당을 높이는 속도를 늦춰주기 때문에 파워워킹 중 안정적으로 혈당을 유지할 수 있도록 도와주며, 섬유질이 많아 포만감을 준다.

- **무지방 그릭요거트** 단백질과 비타민B를 함유하고 있으므로, 워킹을 할 때 필요한 에너지를 만들어주고 체내 지방을 연소시키는 데 도움이 된다.

운동 후 섭취 권장 식품
(고단백 식품과 소량의 단당류 식품)

- **두부** 두부단백질의 소화율은 95퍼센트나 되어 우리 몸에 빠르게 단백질을 보충할 수 있으며, 지방 함량과 칼로리가 낮은 반면 포만감이 높다. 두부의 사포닌 성분은 운동 후에도 지방 분해를 촉진하는 효과가 있다.

- **닭가슴살** 단백질을 구성하는 필수아미노산 8가지가 모두 포함된 완전 동물성 단백질 식품으로, 지방 함량은 적다.

- **연어** 단백질 효율이 높은 식품으로, 지방이 적고 소화가 잘 돼 근육을 만드는 데 도움이 된다. 또한 연어의 오메가3 지방산은 체지방을 줄이는 데 효과가 있다.

- **삶은 달걀** 달걀의 흰자에는 단백질 함량이 높고 노른자에는 근육 형성을 촉진하는 지방산과 레시틴이 함유되어 있다.

- **아보카도** 근육을 재생하는 역할을 하는 불포화지방 생성에 도움을 준다.

- **사과** 운동 후 소진된 탄수화물을 빠르게 공급할 수 있는 단당류 식품으로, 펙틴 등의 식이섬유가 풍부해 포만감을 준다. 특히 사과에 다량 함유되어 있는 비타민C, 베타카로틴 등의 항산화물질은 운동 후 피로감 해소에 효과가 있다.

2장 어떻게 걸을 것인가

꼭 지켜야 할
'걷기 원칙' 1

●

"코치님, 저 어제 드디어 한 시간이나 걸었어요."

이제 막 운동을 시작한 한 회원이 내게 들뜬 목소리로 말했다. 워낙 기초체력이 부족해서 그동안 30분 이상 파워워킹을 하지 못하던 회원이었는데 한 시간이나 걸었다니 나 역시 놀랍고 기뻤다.

그런데 어떻게 걸었는지 자세히 들어보니, 실제로 걸은 시간은 30분도 채 되지 않았다. 친구와 함께 수다를 떨며 걸어서 속도가 그만큼 느렸고, 중간에 쉬기도 했기 때문에 전체 시간만 늘어났지 운동의 질은 평소와 마찬가지였다.

나 역시 처음에는 이런 우를 범했다. 특히 지인들과 함께 할 때 대화에 집중한 나머지 내 페이스를 놓치곤 했다. 물론 운동은 지루하다고 느끼는 순간 포기할 가능성이 높아지므로, 누군가와 함께 운동하며 수다를 떠는 것도 운동을 지속하는 방법 중 하나가 될 수 있다. 그러나 어디까지나 주객이 전도되어서는 안 된다. 누군가와 함께 걷기운동을 한다면, 같은 시각 같은 장소에서 만나 시작은 함께 하되, 운동은 각자의 페이스대로 하다가 잠시 휴식을 취할 때 다시 만나는 것이 좋다.

걷기운동 시 피해야 할 것 & 명심해야 할 것

파워워킹을 할 때는 올바른 자세를 유지하면서 시속 6~8킬로미터의 빠른 걸음으로 걸어야 집중도가 떨어지지 않는다. 누군가와 수다를 떨면서 하다 보면 자세가 흐트러지고 걷는 속도도 느려져, 아무리 오래 한다고 해도 걷기운동의 효과를 보기 어렵다. 따라서 본인의 페이스를 놓칠 정도로 지나친 수다나 잡념은 금물이다.

앞에서 살펴본 대로, 파워워킹을 할 때는 워밍업 → 본격 파워워킹 → 극한 파워워킹 → 쿨다운 순서로, 속도에 따라 단계가 나뉜다. 이때 가장 빠르게 속도를 내는 극한 파워워킹을 한 후 3~5분 정도 휴식을 취하는 것은 좋지만, 쉬는 시간이 그 이상 길어지면 운동의 흐름이 끊겨 지방 분해가 효과적으로 이루어지지 않는다. 또한 휴식을 취할 때에도 제자리에 서서 숨을 고르며 간단한 스트레칭을 해야지, 자리에 털썩 주저앉는 것은 좋지 않다.

걷기운동의 효과를 최대한 끌어올리기 위해서는 집중도 유지와 함께 올바른 호흡법이 매우 중요하다. 운동에는 크게 두 종류가 있다. 유산소운동(aerobics)과 무산소운동(anaerobics)이다. 유산소운동은 산소를 충분히 공급할 수 있을 정도의 강도로 운동이 이루어지기 때문에, 에너지 사용을 위해 산소를 다량으로 소비하는 운동을 말한다. 반면 무산소운동은 짧은 시간 안에 최대의 힘을 발휘해야 하므로 산소를 충분히 공급받지 못한 상태에서 에너지를 사용하는 운동이다.

파워워킹은 대표적인 유산소운동이다. 이때 산소의 공급은 숨을 들이마시고 내쉬는 호흡을 통해 이루어지므로 올바른 호흡법, 즉 코를 통한 숨쉬기가 매우 중요하다. 파워워킹을 할 때 우리 몸은 호흡을 통해 몸속에 들어온 산소의 도움을 받아 연소와 산화 과정을 거치며 지방을 태워서 에너지를 만든다. 따라서 올바른 호흡법을 통해 충분한 산소를 공급해준다면 체지방과 체중 감소에 큰 도움이 될 것이다.

지금 한번 호흡을 해보라. 만일 당신이 코가 아닌 입으로 숨

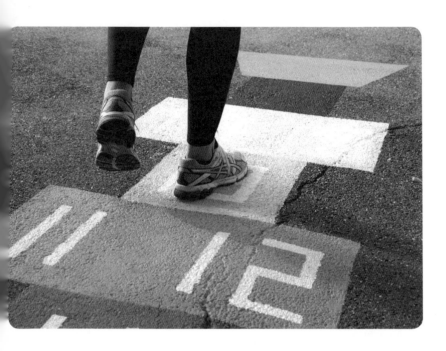

걷기운동의 효과를

최대한 끌어올리기 위해서는

집중도 유지와 함께 올바른 호흡법이

매우 중요하다.

을 쉰다면 그것은 잘못된 숨쉬기다. 콧속은 표면에 미세한 섬모가 있는 점막으로 되어 있다. 그래서 코로 들이마신 산소는 점막을 통과하면서 적절한 습도(약 85퍼센트)와 온도(36.5도)로 폐까지 전달된다. 하지만 입으로 들이마신 산소는 차갑고 건조한 상태로 폐에 전달된다. 이는 기관지와 폐에 안 좋은 영향을 미쳐 파워워킹을 할 때 쉽게 지치게 된다.

또한 코로 숨을 쉬게 되면 입으로 숨쉬기를 할 때보다 깊은 숨을 쉴 수 있기 때문에 뇌에 더 많은 산소가 유입되어, 운동을 할 때 발생할 수 있는 두통을 줄여주며, 코호흡 못지않게 중요한 복식호흡을 하는 데도 도움이 된다. 복식호흡이란 일종의 깊은 숨쉬기로, 산소를 깊게 들이마셔 복부까지 전달하는 호흡법이다. 숨을 들이마실 때 복부를 팽창시키고, 내쉴 때에는 복부를 축소시킨다. 이는 복부 깊은 곳의 근육들을 활성화함으로써 더 많은 에너지를 소비시켜서 출렁이는 뱃살을 납작하게 만드는 데도 도움을 준다.

그래서 나는 파워워킹을 할 때 특히 호흡에 주의를 기울인다(물론 호흡에 지나치게 신경을 쓰다 보면 자세가 흐트러질 수 있기 때문에 평상시에 호흡법 연습을 해두는 것이 좋다). 평소 파워워킹을 할 때 처음 5~10분은 워밍업으로 보통보다 조금 빠른 걸음으로 걷는데, 이때는 코 위주로만 숨을 쉬는 것이 가능하다. 하지만 워밍업을 마치고 어느 정도 속도를 내 걷다 보면 조금씩 숨이 가빠진다. 이때는 코로 들이마시고 입으로 내쉬는 호흡을 한다.

숨쉬기를 하찮게 생각해서는 안 된다. 올바른 호흡법만으로도 우리 몸속 체지방을 태울 수 있다는 것을 명심하고, 걷기운동을 할 때 각별히 호흡법에 신경을 쓰자.

아령 들고 걷기운동을 하면 안 되는 이유

걷기운동을 할 때 한 가지 더 주의해야 할 것이 있다. 바로 아령 같은 것을 들고 운동하는 것이다. 물론 파워워킹이 유산소운동이니 근력을 좀더 키우자는 생각으로 욕심을 내볼 수는 있다. 하지만 지나치게 근육을 혹사시키면 피로물질인 젖산이 근육에 더 쌓이게 되고, 관절이나 인대 등에 스트레스를 주어 부상 위험이 높아진다.

또한 아령의 무게로 인해 걷기 자세가 흐트러져 속도가 느려질 수 있다. 그러면 아령을 들어서 추가로 소모되는 칼로리보다 느려진 걷기 속도로 인한 칼로리 소모 감소가 더 커진다. 따라서 파워워킹을 할 때는 아령 등을 들고 하는 것보다 오로지 걷기에만 집중하는 것이 좋다. 만일 부위별로 근력을 더 키우고 싶다면 워킹 전이나 후에 아령 등의 기구로 추가 근력운동을 해주는 것이 훨씬 좋다.

이런 주의사항을 염두에 두고 운동한다면, 걷기만으로도 슬림하고 탄탄한 몸매를 유지할 수 있을 것이다.

꼭 지켜야 할
'걷기 원칙' 2

●

"저 여자 좀 봐. 어쩜 저렇게 실루엣이 예쁘니?"

"청바지에 티셔츠 하나 입었는데, 너무 우아해 보인다."

"서양 여자들의 타고난 라인이야. 우린 그냥 다음 생에서나 꿈꿔보자."

캘리포니아의 한 도시인 이곳의 브런치카페에 가면 종종 한국 여자들을 볼 수 있는데, 그녀들의 대화 주제 중 하나는 서양 여자들의 몸매다.

하지만 요즘은 우리나라 여자들의 몸매도 만만치 않다. 얼마 전 잠시 서울에 다녀왔는데, 소위 '핫플레이스'라는 곳에서 만

2장 어떻게 걸을 것인가

난 여자들은 연예인 못지않은 몸매와 단련된 근육을 가지고 있었다. 타고난 키와 몸의 비율이야 어쩔 수 없지만, 유산소운동으로 군살을 빼고, 필라테스 등으로 체형을 교정하고, 근육 강화 운동으로 단련한 몸은 같은 여자가 보기에도 눈길을 끌 정도였다.

예전에는 다이어트를 위한 유산소운동을 주로 했다면, 최근에는 근육 강화와 체형 교정을 위해 다양한 운동을 함께 한다. 무조건 마른 몸이 아니라 탄력 있는 몸매 가꾸기가 트렌드인 것이다.

걸으면서 운동대사량을 극대화시키는 법

유산소운동과 무산소운동은 그 기능이 다르므로 두 가지를 같이 해주는 것이 다이어트뿐만 아니라 좀더 탄력적이고 건강한 몸을 만드는 데 도움이 된다. 보통 근력운동 후 파워워킹 등의 유산소운동을 해야 체지방을 없애는 데 더 효과적이라고들 하는데, 이는 어느 정도 운동으로 몸이 단련되어 근력을 지닌 사람들에게 해당되는 이야기다.

평소 운동을 별로 하지 않는 사람은 고강도 운동인 근력운동을 먼저 해서는 안 된다. 갑작스러운 운동으로 근육에 무리가 올 수 있고, 단시간 내 과한 에너지 방출로 인해 힘이 빠져서 유산소운동을 지속하기 어렵기 때문이다. 그래서 파워워킹으로 몸에 어느 정도 열을 끌어올린 후, 체력이 허락한다면 가벼운 근력운동을 하라고 조언하는 것이다.

내가 주로 권하는 근력운동은 스쿼트나 런지 같은 하체 단련 근력운동, 아령 등을 이용해 어깨와 팔과 허리를 단련하는 근력운동, 크런치 동작을 통한 복부 근육 단련 운동이다. 물론 이런 근력운동 후에도 반드시 근육을 풀어주는 스트레칭으로 운동을 마무리해야 한다.

이렇게 추가적으로 근력운동을 함으로써 운동대사량을 더욱 증가시킬 수 있다. 운동대사량이란 우리 몸이 움직일 때 소비되는 에너지를 말한다. 운동대사량이 증가하면 같은 운동을 하더라도 운동 효과가 더 크게 나타난다. 다만 절대 무리하지 말고 파워워킹으로 기초체력을 충분히 쌓은 다음 근력운동을 추가하자.

걷기운동 후 물 마시는 법과 샤워법

마무리 스트레칭까지 모든 단계의 파워워킹이 끝난 직후에는 땀으로 배출된 수분을 물로 반드시 보충해주어야 한다(수분 보충 외 음식 섭취에 대해서는 217쪽 참조). 체내에 수분을 보충했다면, 땀으로 빠져나온 노폐물을 제거하기 위해서 바로 샤워를 하는 것이 좋다. 그러지 않으면 노폐물에 의해 모공이 막혀서 피부 트러블이 생길 수 있고 면역력도 약해진다. 미지근한 물로 샤워하면 노폐물이 제거될 뿐 아니라, 운동으로 인해 근육에 쌓인 피로물질인 젖산의 분해를 도와줘서 피로도 쉽게 풀린다.

하지만 사우나를 한다거나 뜨거운 물로 장시간 목욕하면 극심한 탈수현상이 발생할 수 있으므로 피하는 것이 좋다. 파워워킹을 할 때 이미 땀으로 많은 수분이 배출되었는데 뜨거운 물속에서 또다시 땀을 배출하면 심한 경우 혈액의 점성이 높아진다. 그렇게 되면 혈액 운반 속도가 느려져 심장마비가 올 수도 있으므로 절대 피해야 한다.

반대로 차가운 물도 좋지 않다. 운동으로 인해 몸에 열이 오른 상태에서 갑작스럽게 냉수욕을 하게 되면 급격한 혈관 수축과 혈압 상승을 초래할 수 있기 때문이다.

운동 후 샤워를 할 때는 미지근한 물로 하되, 보디브러시 등의 도구로 몸을 마사지하듯 씻어주면 각질이 제거되고 혈액순환이 더 원활해져 뭉친 근육도 잘 풀리는 효과를 볼 수 있다. 샤워 후에는 보디오일을 바른 다음 손끝에 힘을 주어 2~3분 정도 발목과 종아리, 무릎 뒤쪽 근육 등 운동할 때 뭉친 곳을 중점적으로 마사지해서 이완시켜주면 좋다.

운동 후 내가 좋아하는 향의 보디용품으로 샤워하면서 상쾌함을 만끽하는 릴렉싱타임이야말로 파워워킹의 또 다른 묘미가 아닐까.

2장 어떻게 걸을 것인가

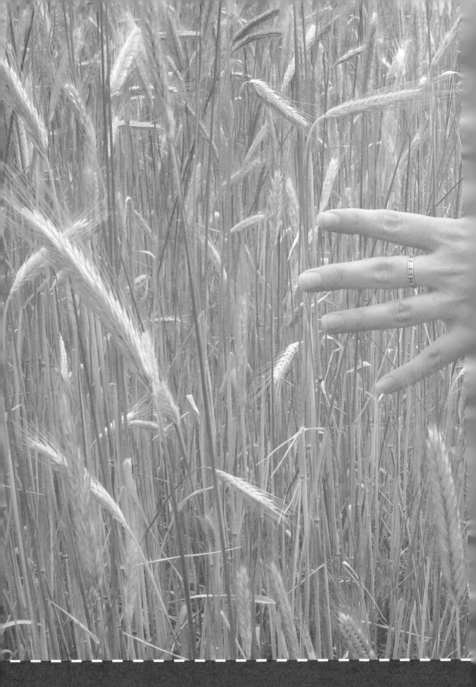

최고의 약은 바로
걷는 것이다.
_ 히포크라테스

걷기의 기적,
모든 것을
바꾼다

길고 늘씬한 팔을 갖고 싶다면, 팔뚝살 파워워킹

●

"현정 씨, 내 팔뚝살은 그냥 이대로 포기해야 할까요?"

한국에 있을 때 내가 다이어트 코칭을 맡았던 한 회원이 카톡을 보내왔다. 나이가 비슷하고 가끔 안부를 주고받는 사이라서 근황은 알고 있었다. 지금도 다이어트에 성공했을 당시의 체중을 꾸준히 유지하고 있는 분이었다. 그런데 뜬금없이 '팔뚝살' 이야기를 꺼내서 내심 당황스러웠다.

팔뚝살은 나의 다년간 다이어트 코칭 상담에서 회원들이 가장 빼고 싶어 하는 부위 톱3에 당당히 꼽힌다. 의외라고 생각할지도 모르지만, 팔 라인은 옷이 짧아지는 여름뿐 아니라 한

3장 걷기의 기적, 모든 것을 바꾼다

겨울에도 옷 전체의 핏과 맵시를 좌우하는 중요한 요소다. 겉보기엔 전혀 살찐 것처럼 보이지 않는데도 더운 날씨에 민소매 원피스 한번 못 입어보고, 코트 안에 타이트한 니트 한번 못 입어본 채 긴긴 여름과 겨울을 지내는 고민녀들이 생각보다 많다. 사실 '아줌마 살'의 시작도 바로 이 늘어진 팔뚝살이다. 하지만 대부분의 여성들이 허리는 몇 인치인지 꼼꼼히 따지면서, 정작 자신의 핸디캡이라고 하는 팔뚝살에 대해서는 경각심을 덜 갖고 있다.

니트 핏이 살아나는 팔을 갖고 싶다면

팔뚝에 살이 찌는 이유는 여러 가지다. 주부의 경우, 장을 보거나 집안일을 할 때 무거운 것을 들게 되고, 설거지나 칼질 등 부엌일을 할 때 팔에 힘이 많이 들어가며, 출산 후에는 아기를 안고 업는 등 팔 근육을 많이 쓸 수밖에 없다.

이런 가사노동에 사용되는 근육은 운동처럼 고르게 쓰이는 것이 아니기 때문에 한쪽으로 치우쳐 발달된다. 또한 사용 후 스트레칭을 통해 근육을 풀어주는 경우가 거의 없어서 노폐물까지 쌓여 점점 굵어지게 된다. 여기에 나이 들면서 먹는 양이 증가하고 나잇살로 인한 지방까지 더해져, 걷잡을 수 없이 두꺼워지고 늘어지는 것이다. 그래서 결혼 후 몸의 다른 부위에 비해 팔뚝에 유독 살이 찌는 경우가 많다.

가사노동이 아니더라도 혈액순환이 잘 되지 않으면 팔에 살이 찔 수 있다. 지방은 림프관을 타고 몸속 이곳저곳을 순환하는데, 이 림프관이 막혀 제대로 순환되지 못하면 한곳에 지방이 계속 쌓이게 된다. 이럴 때 적절한 스트레칭과 노동이 아닌 '운동'을 통해 몸을 움직여주어야 순환이 잘 되고 근육도 강화되어 지방이 몸속에 쌓이지 않는다.

한여름이 되면 내가 자주 듣는 말이 있다.

"코치님은 역시 운동을 하셔서 그런지 팔 라인에서 탄력이 느껴져요. 그냥 얇기만 한 게 아니라 너무 멋있어요."

햇볕이 유난히 따가운 캘리포니아에서 4년 동안 생활해 태닝한 듯 진해진 피부색 역시 나의 팔 라인을 더욱 돋보이게 했을 것이다. 하지만 무엇보다도 다년간의 운동을 통해서 팔뚝의 지방이 빠지고 대신 근육이 키워졌기 때문일 것이다. 나는 파워워킹을 하는 동안 수시로 팔을 스트레칭하며 움직인다. 걷기 운동 도중에 하는 팔 스트레칭은 팔 라인을 잡아주는 데 아주 효과적이다. 내가 파워워킹을 하면서 팔뚝살을 빼기 위해 하는 동작은 '팔킥백'이다(두 팔을 등 뒤로 보낸 다음 양손을 깍지 낀 상태에서 뒤로 쭉 펴서 등 라인과 90도 정도 되게 위로 들었다 내리는 동작).

걸으면서 하는 '오버헤드 익스텐션'과 '펭귄자세'

파워워킹의 기본자세에서도 언급했듯이, 걷기운동을 할 때에는 팔꿈치를 90도로 굽혀 앞뒤로 흔들면서 걷기 때문에 끊임없이 팔 근육을 사용하게 된다. 이때 평소에 잘 쓰지 않는 이두근(팔 안쪽 근육)이 자극된다. 또한 워밍업 걷기나 쿨다운 걷기 때에 팔을 위로 쭉 뻗어 깍지를 낀 상태로 귀 옆에 붙인 다음, 팔꿈치는 고정시킨 채 뒤쪽으로 90도 정도 되게 접어 팔꿈치가 위를 보게 한 후 다시 펴는 동작인 '오버헤드 익스텐션'을 하면서 걸으면, 반대로 삼두근(팔 뒤쪽 근육)을 자극해 울퉁불퉁한 팔 라인을 잡아주는 데 아주 효과적이다.

이때 주의할 점이 있다. 자칫하면 목과 어깨 사이의 근육인 승모근에 힘을 주게 되므로, 가급적 어깨 쪽이 아니라 팔 뒤쪽에 힘을 준다는 느낌으로 동작을 반복한다.

또 다른 동작으로 일명 '펭귄자세'가 있다. 양팔의 팔꿈치를 굽히지 않고 45도 정도로 벌려 아래로 쭉 뻗은 후 손목을 바깥쪽과 안쪽으로 번갈아 꺾어가며 몸통에 붙였다가 다시 벌리는 과정을 반복해준다. 이 동작은 전체적인 팔 라인을 매끈하게 잡아주는 효과가 있다. 이때 손목에 힘을 주어 힘 있게 꺾어주면서 팔 전체에도 힘을 주는 것이 중요하다.

파워워킹의 마무리인 스트레칭 단계에서는 가벼운 손 털기를 통해 운동할 때 사용했던 팔 전체 근육을 풀어준다. 그리고 한쪽 팔을 올린 다음 다른 쪽 손으로 겨드랑이의 움푹 들어간 부분을 마사지해주는 것으로 마무리한다.

이 밖에도 평상시에 자주 기지개 켜듯 팔을 위로 올린 자세에서 15초 정도 정지해 있는 습관을 들이는 것도 많은 도움이 된다. 민소매원피스와 니트의 핏이 살아날 수 있는 팔 라인 만들기에 지금 바로 도전해보자.

팔뚝살 빼기 파워워킹 순서

워밍업 스트레칭 → 워밍업 걷기 → 오버헤드 익스텐션 동작
10회 3세트 반복하며 걷기 → 파워워킹(팔은 90도 구부린 상
태에서 힘차게 앞뒤로 흔들기) → 쿨다운 걷기 → 펭귄자세 동
작 10회 3세트 반복하며 걷기 → 마무리 스트레칭

● 오버헤드 익스텐션 ●

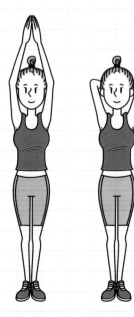

❶ 양팔을 위로 쭉 뻗어 귀
옆에 붙인다.

❷ ❶의 상태에서 뒤쪽으로
90도 굽혔다가 펴기를 반
복한다.

● 펭귄자세 ●

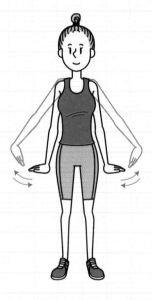

❶ 양팔의 팔꿈치를 굽히지 않고 45도로 벌려 아래로 뻗는다.

❷ ❶의 자세로 손목을 안과 밖으로 번갈아 꺾어가며 몸통에

붙였다가 다시 벌리는 과정을 반복한다.

뒷모습을 포기할 수 없다면,
힙업 파워워킹

●

　지지난해 여름이었던가, 모 통신사 광고모델이었던 설현의 광고판 때문에 난리가 났다는 기사를 본 적이 있다. 매장에 세워놓기만 하면 없어진다는 내용이었다. 애플힙이 돋보이는 스키니진 차림의 뒤태가 광고판 도난 사건을 조장했던 것이다.

　바캉스시즌을 앞둔 초여름이면 다들 몸매 만들기에 집중하는데, 지난해에는 유난히 젊은 여자들 사이에서 애플힙 만들기, 코코넛힙 만들기 등 '힙업 열풍'이 불었다. 아닌 게 아니라, 힙업의 정도에 따라 정말 다리 길이와 뒤태가 달라 보인다. 힙업이 되어 있으면 다리가 훨씬 길어 보이는 효과가 있는 것이다. 그리고 스키니바지 차림을 돋보이게 하기 위해서는 탄탄한 허벅지 라인 못지않게 중요한 것이 바로 엉덩이 라인이다.

그뿐만이 아니다. 힙업의 정도는 여자의 나이를 짐작게 한다. 보통 20대에는 엉덩잇살과 일명 '승맛살'이라 불리는 허벅지 옆 부분 살이 더해져, 엉덩이가 A형을 이루는 경우가 많다. 그러다 30~40대가 되면서 옆구리까지 살이 붙어 사각형으로 바뀐다. 게다가 직장여성의 경우 앉아 있는 시간이 길기 때문에 엉덩이의 근육 양은 점점 줄어들고, 나이가 들어감에 따라 탄력까지 떨어져 처지면서 질펀한 엉덩이가 돼버린다. 그러니 젊고 매혹적인 뒤태를 유지하기 위해서는 힙업운동을 게을리 해서는 안 된다.

스키니진의 뒤태를 살리는 애플힙을 갖고 싶다면

비키니수영복을 입은 외국인을 보면 유난히 다리가 길어 보이고 뒤태도 예쁘다. 우리나라 여자들보다 훨씬 살집이 있고 체중이 많이 나가도 힙업이 되어 있기 때문이다. 그런 모습을 볼 때마다 체중이 중요한 것이 아니라 '보디라인'이 중요하다는 것을 절감하곤 한다.

다이어트를 해보면 정말 보디라인의 중요성을 깨닫게 된다.

처음에는 무조건 체중 감량에 목표를 두지만, 원하는 만큼 체중이 줄었는데도 뭔가 마음이 들지 않는 경우가 많다. 바로 세부적인 보디라인이 만들어지지 않았기 때문이다. 나 역시 뚱뚱했던 과거에는 무조건 체중을 줄이는 것이 목표였지만, 어느 정도 체중이 감량되고 난 후에는 원하는 보디라인을 만드는 것으로 목표가 바뀌었다. 그중에서도 가장 꿈꿨던 것이 바로 애플힙이었다.

나는 뚱뚱했을 때에도 엉덩이만큼은 살이 많지 않았다. 하지만 타고나기를 펑퍼짐한 모양이어서 처져 보이는 건 어쩔 수 없었다. 허벅지 뒤쪽과 엉덩이의 경계가 좀처럼 나뉘지 않은 탓에, 청바지를 입을 때면 일단 엉덩이를 가릴 수 있는 상의를 찾는 게 나만의 코디법이었다.

다이어트에 성공한 후에도 엉덩이와 뒤 허벅지의 경계는 크게 달라지지 않았다. 그러나 파워워킹과 하이킹을 시작한 지 1년이 지난 지금, 신기하게도 그 경계가 나타나기 시작했다. 나의 달라진 뒤태는 남편이 먼저 알아봐주었다. 스키니진을 입은 나의 뒷모습을 보고는 "어, 내가 알던 그 뒷모습이 아닌데?" 하며 놀라워했다. 그 말을 듣자마자 나는 거울 앞으로 달려갔다. 일명 청바지 모델 포즈로 뒤돌아보니, 진정 나의 뒤태는 달라져 있었다.

물론 아직은 완벽한 애플힙이 아니지만 분명 '올라가' 있었다. 그로 인해 다리가 더 길어 보이는 것은 당연지사다. 그날 이후로 나는 더욱 박차를 가해 파워워킹 중 힙업에 중점을 둔 워킹을 일주일에 한두 번은 꼭 하고 있다.

무릎 들어올려 걷기와 사이드 레그 리프트로 뒤태 완성하기

파워워킹 자체가 기본적으로 하체를 이용해 걷는 것이기 때문에, 다리를 움직일 때마다 엉덩이 근육도 같이 움직이기 마련이다. 그러나 나는 힙업에 좀더 중점을 두고 파워워킹을 할 때 반드시 추가하는 동작이 있다. 바로 '무릎 들어올려 걷기'다.

엉덩이 근육은 크게 뒤 허벅지와 가장 가까운 엉덩이 아랫부분인 대둔근과 허벅지 옆으로 이어지는 소둔근으로 나뉜다. 먼저 대둔근을 중점적으로 발달시킨 후 소둔근 라인을 잡아주면 완벽한 애플힙을 만들 수 있다.

워밍업 걷기와 파워워킹 걷기 단계까지 마친 후 쿨다운 걷기 전, 무릎을 들어올리며 걷는다(한 번에 10회 2세트 반복). 양팔을 허리에 댄 후 90도가 되도록 구부린 상태에서 양쪽 다리를 번갈아 90도가 되도록 들어올렸다 내리기를 반복하며 걷는 것이다. 무릎을 들어올리면서 엉덩이 근육(특히 대둔근)을 사용하기

3장 걷기의 기적, 모든 것을 바꾼다

때문에 힙업 효과를 제대로 볼 수 있다.

무릎을 더 높이 올릴수록 엉덩이 근육을 더 많이 자극할 수 있지만, 지탱하고 있는 쪽 무릎에 통증을 유발할 수 있기 때문에 과하게 들어올려서는 안 된다. 또 다리를 올릴 때 엉덩이 근육에 힘을 주는 동시에 아랫배에도 힘을 주면 뱃살을 빼는 데에도 도움이 된다.

이 동작은 파워워킹을 하다가 주변에 계단이 있는 곳을 지나게 되면 계단을 오르는 것으로 대체할 수 있다. 이때 한 번에 두 단을 딛고 올라가면 엉덩이 근육을 좀더 강화시킬 수 있다.

또 다른 동작으로 '사이드 레그 리프트'가 있다. 왼쪽 다리로 찰 때에는 왼쪽 방향으로 다리를 들어 차올리며 걸어나가고, 오른쪽 다리로 찰 때에는 오른쪽 다리를 들어 옆차기하며 걷는 것이다. 이 동작은 엉덩이 위쪽과 바깥 허벅지로 이어지는 소둔근 발달에 효과가 있다.

옆으로 누워서 다리를 들었다 내리는 '박봄 다리운동'을 서서 할 수 있도록 응용한 것으로, 엉덩이 라인을 잡는 데 탁월한 효과가 있다. 다만, 다리를 옆으로 들어올릴 때 상체는 일자로 곧게 편 채 엉덩이 근육을 이용해 다리를 들어올린다는 느낌으로 들어야 한다. 만일 상체가 들어올리는 다리 쪽으로 기울면 엉덩이 근육이 덜 당겨진다. 혹시 주위 시선 때문에 차마 밖에서 하기 힘들다면, 파워워킹을 마친 후 집에서 2세트 반복해주면 된다.

젊고 매혹적인 뒤태를 원한다면, 일주일에 한두 번이라도 힙업 파워워킹을 통해 뒷모습까지 자신있는 보디라인을 만들어보자.

3장 걷기의 기적, 모든 것을 바꾼다

힙업 파워워킹 순서

워밍업 스트레칭 → 워밍업 걷기 → 파워워킹 → 무릎 들어
올려 걷기(양다리 번갈아 10회씩 2세트) → 사이드 레그 리프
트(양다리 번갈아 10회씩 2세트) → 쿨다운 걷기 → 마무리 스
트레칭

• 무릎 들어올려 걷기 •

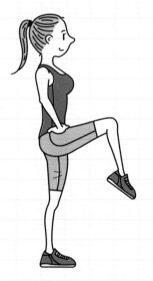

❶ 양팔을 허리에 대고 90도
가 되도록 구부린다.

❷ 양다리를 번갈아 90도가
되도록 들어올렸다 내리
기를 반복하며 걷는다.

● 사이드 레그 리프트 ●

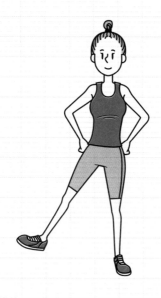

❶ 다리를 어깨 넓이만큼 벌리고, 오른쪽 다리를 들어 옆으로 차올렸다 내리며 오른쪽으로 걸어나간다.

❷ 왼쪽 다리로 찰 때에는 왼쪽 다리를 들어 옆으로 차올렸다 내리며 왼쪽으로 걸어나간다.

3장 걷기의 기적, 모든 것을 바꾼다

매끈한 종아리를 갖고 싶다면, 종아리 파워워킹

●

"어머, 코치님 48킬로그램이에요? 훨씬 덜 나가 보여요."

현재 내 신체 사이즈는 '161센티미터, 48킬로그램'이다. 몸무게 앞자리를 6에서 4로 바꾼 후, 그 어느 때보다 즐기면서 평생 하는 다이어트의 매력에 빠져 있다. 그런데 실제로 나를 본 회원들은 하나같이 실제 몸무게보다 적게 나가는 것처럼 보인다고 말한다.

항상 운동과 함께 한 다이어트 덕분에 적절한 근육이 더해져 실제 체중보다 가벼워 보이는 실루엣을 갖게 된 것이다. 중고등학교 때는 상상조차 하지 못했던, 아니 결혼 전만 해도 생각하지 못했던 이 실루엣을 나는 몇 년째 유지하고 있다.

그런데 이런 나에게도 몸에 관한 콤플렉스가 있으니, 바로 종아리다.

종아리 콤플렉스에서 벗어나고 싶다면

'반전하체'라는 별명이 붙었을 정도로 나의 종아리는 굵었다. 다이어트로 살을 뺐을 때도 상체에 비해 굵은 종아리는 비만 상태였다.

지금의 실루엣을 갖기 전, 겨울이 다가오면 나는 정말 사고 싶은 것이 있었다. 바로 롱부츠, 그것도 스키니진을 입고 그 위에 신는 슬림한 롱부츠를 사는 게 소원이었다. 백화점 구두매장에 가면 부츠 통을 종아리 사이즈에 맞게 넓혀준다고는 했지만, 나는 매번 발걸음을 돌려야 했다.

그러나 지금은 당당하게 아무 신발매장에나 가서 수선할 필요 없이 롱부츠를 산다. 그래도 사람의 욕심은 끝이 없는 모양이다. '소녀시대'처럼 쭉 뻗은 매끈한 종아리를 언감생심 원하고 있으니 말이다.

솔직히 신체 부위 중에서 '신이 내리는 영역'이라 불릴 만큼 타고나는 부위가 바로 종아리다. 하지만 낙담할 필요는 없다.

누구나 노력하면 나처럼 종아리 콤플렉스에서 벗어나 스키니진을 입고 롱부츠를 신을 수 있다.

일반적으로 종아리에 살이 찌는 원인은 몇 가지가 있다. 첫째, 나처럼 태어날 때부터 굵은 종아리에 살까지 더해진 경우. 둘째, 잘못된 운동으로 인해 지나치게 근육이 발달한 경우. 셋째, 주로 앉아 있는 생활 때문에 부종이 생긴 경우다.

각각의 경우에 따라 종아리 사이즈를 줄이는 방법은 조금씩 다르다. 하지만 기본이 되는 것은 운동이다. 부종이나 살로 인해 지방이 쌓여서 두꺼워진 종아리의 경우, 운동을 하면 당연히 혈액순환이 잘 돼 부종이 없어지고 지방층이 줄어든다. 잘못된 운동으로 지나치게 근육이 발달한 경우에도 올바른 운동법으로 충분히 풀어줄 수 있다. 하체 근력운동 후 제대로 스트레칭을 하지 않으면 근육이 뭉쳐 일명 '종아리 알'이 배게 된다. 따라서 반드시 스트레칭을 병행해야 하며, 지나치게 하체 근육에만 집중해서 하는 운동보다는 파워워킹처럼 무리가 가지 않는 유산소운동과 근력운동을 함께 하는 것이 좋다.

뒤로 걷기와 백런지 걷기로 매끈한 종아리 만들기

종아리를 매끈하게 만들기 위한 파워워킹법은 첫째, '뒤로 걷기'를 병행하는 것이다. 뒤로 걸으면 앞으로 걸을 때는 거의 쓰지 않는 종아리와 발목 앞쪽의 근육을 사용하게 된다. 앞으로 걸을 때는 종아리 뒤쪽과 무릎 뒤쪽의 근육과 인대를 사용하게 되므로, 뒤로 걷기를 병행하면 근육을 고르게 발달시킬 수 있어 예쁜 다리 라인 만들기에 적합하다.

뒤로 걸을 때는 발가락부터 뒤꿈치 순서로 지면에 닿아야 하며, 시야가 잘 확보되지 않기 때문에 일반 파워워킹보다 보폭을 줄이는 것이 좋다. 가슴과 어깨를 펴고 수시로 좌우를 돌아보며 장애물이 없는지 확인해야 한다. 뒤로 걷기가 아무리 종아리를 매끈하게 만드는 데 도움이 된다고 해도, 지나치게 오래 뒤로 걸으면 몸에 무리를 줄 수 있다(균형을 잡기 위해 받는 스트레스로 인해서). 한 시간을 기준으로 10분 이내로 뒤로 걷기를 병행하는 것이 좋다.

두 번째 방법은 '백런지 걷기'다. 일반적인 런지 동작은 허벅짓살을 슬림하게 하는 데 도움을 주는 반면, 백런지 동작은 종아리를 매끈하게 해준다. 종아리 부분의 근육을 많이 사용하면서 늘려주기 때문이다. 동시에 엉덩이를 올려주는 힙업 효과까지 함께 누릴 수 있다.

곧게 서 있는 자세에서 양손은 허리 옆에 올리고 한쪽 발을 뒤로 최대한 멀리 보낸다. 다른 쪽 다리는 90도로 구부리되 무릎이 발등보다 앞으로 나가지 않도록 한다. 백런지 동작을 하

3장 걷기의 기적, 모든 것을 바꾼다

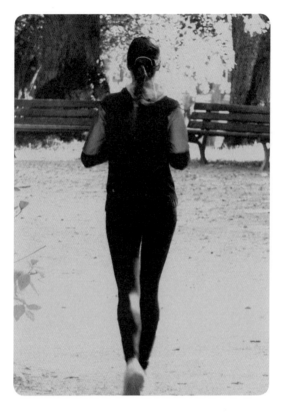

신체 부위 중 '신이 내리는 영역'이 바로 종아리다.

하지만 낙담할 필요는 없다.

누구나 노력하면 종아리 콤플렉스에서 벗어날 수 있다.

며 걷기는 상당히 힘들다. 따라서 파워워킹이 끝난 후 스트레칭을 하기 전, 왼발과 오른발을 번갈아서 10회씩 2~3세트 시행한다. 이후에는 바로 스트레칭 단계로 넘어가면 된다.

그 외에 가장 간단한 동작은, 계단 같은 곳에서 발 앞부분만 계단에 걸치고 발바닥을 밑으로 쭉 늘려주는 '종아리 스트레칭'이다. 또 까치발 동작을 하며 종아리 근육을 늘려주고, 반대로 발뒤꿈치만 닿게 하고 발가락 쪽을 들어 스트레칭을 해준다.

운동 후에도 잠들기 전 일명 'L자 스트레칭'을 해주면 좋다. 엉덩이와 다리를 벽에 기대고 누워 L자 모양이 되게 하고, 발은 가슴 앞으로 당겨 10~15분 유지하는 것이다.

종아리 라인이 아무리 신의 영역이라 할지라도, 맞춤운동을 꾸준히만 하면 다리 실루엣도 달라질 수 있다. 물론 노력 없이 얻어지는 것은 결코 없다. 스스로 자신에게 감동할 수 있을 정도로 꾸준히 해보자.

3장 걷기의 기적, 모든 것을 바꾼다

종아리 파워워킹 순서

워밍업 스트레칭 → 워밍업 걷기 → 파워워킹 → 뒤로 걷기
→ 쿨다운 걷기 → 백런지 걷기(양다리 번갈아 10회씩 2~3세
트) → 마무리 스트레칭(종아리 스트레칭 포함)

• 뒤로 걷기 •

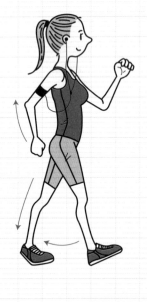

❶ 엄지발가락부터 바닥에
도장 찍듯이 디디며 뒤로
걷는다.

❷ 내딛는 발 뒤쪽 근육을 쭉
펴주는 느낌으로 걷는다.

● 백런지 걷기 ●

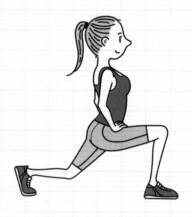

❶ 곧게 선 자세에서 양손은 허리 옆에 올리고 한쪽 발을 뒤로 최대한 멀리 보낸다.

❷ 다른 쪽 다리는 90도로 구부리되 무릎이 발등보다 앞으로 나가지 않도록 한다.

❸ 양다리를 번갈아서 10회씩 2~3세트 시행한다.

3장 걷기의 기적, 모든 것을 바꾼다

● 종아리 스트레칭 ●

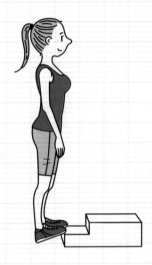

❶ 계단 등 앞발을 올릴 수 있는 곳에 선 후, 발 앞부분만 걸 친다.

❷ 발바닥을 아래쪽으로 쭉 늘려주며 스트레칭한다.

날씬한 배를 갖고 싶다면, 뱃살 파워워킹

●

여성들이 가장 살을 빼고 싶어 하는 신체 부위는 어디일까? 바로 배다. 미혼, 기혼을 떠나 모든 여성은 뱃살과 전쟁을 하고 있다. 게다가 패션의 유행은 점점 더 배를 드러내고 강조하는 쪽으로 가고 있다.

몇 년 전부터 유행하기 시작한 여름 핫아이템 중 하나가 바로 래시가드다. 비키니 열풍을 잠재우고 해변은 물론 크고 작은 워터파크에서도 래시가드를 입지 않으면 유행에 뒤처진 사람처럼 느껴진다.

래시가드가 처음 나왔을 때는, 드디어 여기저기 튀어나온 내 몸을 가려줄 만능 수영복이 나왔다며 너도나도 구매했다. 그러나 입는 순간 알게 된다. 래시가드야말로 나의 실루엣을 여과 없이 그대로 드러내는 옷이라는 것을 말이다. 특히 옆구리로 이어지는 뱃살, 일명 '러브핸들'이 더욱 도드라져서 많은 여성들에게 좌절감을 안겨주었다.

뱃살이 있으면 무엇보다 입고 싶은 옷을 입을 수가 없다. 평소 옷을 입을 때에도 자연스럽게 슬림한 상의보다는 품이 넉넉한 옷에 손이 가게 마련이다. 조금이라도 배에 붙는 옷을 입으면 오랜 시간 앉아서 일하기도 힘들고, 누군가 지켜본다는 생각에 계속 배에 힘을 주고 있어야 한다.

당당하게 크롭티를 입을 수 있는 납작배 만들기

나이가 들면 일명 '나잇살'이 상당 부분 배에 축적된다. 신진대사율이 점차 저하되면서 성장호르몬 분비가 감소하고, 그 결과 지방이 온몸에 골고루 가지 않고 배부터 집중적으로 쌓이기 때문이다. 그래서 나이가 들수록 운동을 해야 하고, 음식 섭취에도 절제가 필요한 것이다.

특히 술은 뱃살의 주범이다. 이 둘은 실과 바늘처럼 떼려야 뗄 수 없는 사이다. 그런데 나는 애주가다. 나의 회원들뿐만 아니라 내 주량을 지극히 잘 알고 있는 지인들은 항상 내게 묻는다.

"그렇게 맥주를 좋아하고 즐기는데 어떻게 배가 안 나올 수가 있죠?"

왜 안 나오겠는가. 다만 나는 술을 즐기는 만큼 더 치열하게 뱃살운동을 할 뿐이다. 술을 좋아하기는 하지만, 내겐 술보다 거울에 비치는 나만의 실루엣이 더 중요하기 때문이다. 그래서 더더욱 복근운동을 게을리 하지 않는다.

그렇다면 뱃살은 어떻게 해야 뺄 수 있을까? 무조건 하루에 몇십 개씩 윗몸일으키기를 한다고 뱃살이 빠질까? 아니다. 뱃살을 빼려면 전체적으로 체지방을 감소시켜주는 유산소운동과 복근의 힘을 길러주는 근력운동을 함께 해주어야 가장 효과가 크다.

복근을 키우면 배에 내장지방이 쌓이는 것을 막아주고, 탄력이 증가해서 똑같은 양을 먹어도 금방 배가 찬 느낌을 받을 수 있다. 가령 배를 조여주는 보정속옷을 입고 밥을 먹으면 적은 양에도 쉽게 포만감이 느껴지는 것과 같은 원리다. 그러므로 근력운동으로 꾸준히 복근을 키워주면서 체지방을 없애주는 유산소운동을 병행하는 것이 뱃살을 빼는 최고의 방법이다.

3장 걷기의 기적, 모든 것을 바꾼다

'양손 다리 모으고 걷기'로 뱃살 근육 단련시키기

파워워킹의 올바른 기본자세는 아랫배에 힘을 주고 걷는 것이다. 배를 긴장시킨 상태에서 운동을 하면 복근의 힘을 기르는 데 도움이 된다. 뱃살을 빼기 위한 파워워킹법은, 일반적인 파워워킹을 한 후 '양손 다리 모으고 걷기'를 추가로 하는 것이다. 발이 11자가 되도록 선 상태에서 양손을 머리 위로 올린후, 한쪽 다리를 무릎을 편 상태로 90도 정도 앞으로 차올리면서, 동시에 양손을 내려 손과 발이 맞닿도록 하며 걷는 것이다.

이때 차올리는 다리의 무릎과 내리는 양팔의 팔꿈치를 되도록 굽히지 않아야 효과가 더 커진다. 만일 팔과 어깨에 무리가 온다면 양손이 아니라 차올리는 발과 반대쪽 손만 맞닿게 해도 무방하다. 양손이든 한 손이든 배에 힘을 주고 긴장시킨 상태에서 복근이 늘어나고 수축되는 느낌을 충분히 받을 수 있도록 하는 것이 키포인트다.

이 동작을 시행하다 보면 뱃살뿐만 아니라 엉덩이와 허벅지 근육까지 단련되는 느낌을 받을 수 있다. 배, 엉덩이, 허벅지에 많은 힘이 들어가기 때문이다. 한 가지 동작으로 세 부위를 조각할 수 있으니 이보다 좋은 운동도 없다. 걷기운동을 할 때뿐 아니라 집에서도 틈나는 대로 시행해보자.

뱃살 빼기 파워워킹 순서

워밍업 스트레칭 → 워밍업 걷기 → 파워워킹 → 양손 다리 모으고 걷기(양다리 번갈아 10회씩 3세트) → 쿨다운 걷기 → 마무리 스트레칭(한 손 다리 모으기 스트레칭 포함)

• 양손 다리 모으고 걷기 •

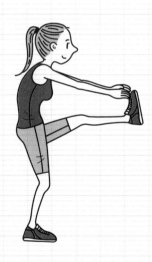

❶ 발이 11자가 되도록 선 상 태에서 양손을 머리 위로 올린다.

❷ 무릎을 편 상태에서 한쪽 발을 90도 정도 앞으로 차 올리면서, 동시에 양손을 내려 손과 발이 맞닿도록 하며 걷는다.

❸ 이때 차올리는 다리의 무 릎과 내리는 팔의 팔꿈치를 되도록 굽히지 않는 게 좋다.

3장 걷기의 기적, 모든 것을 바꾼다

● 한 손 다리 모으기 ●

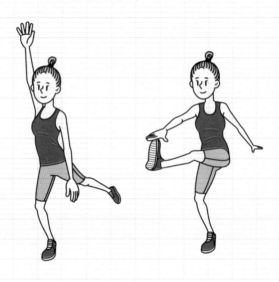

❶ 기본자세는 양손 다리 모으고 걷기와 같다.

❷ 단, 들어올리는 다리와 반대쪽 손만 발과 맞닿게 한다.

유행하는 바지
맘껏 입어보고 싶다면,
허벅짓살 파워워킹

●

시대에 따라 사람들이 원하는 보디라인의 양상도 달라진다. 다이어트 방법 또한 그에 따라 달라지곤 한다. 한때 일반 여성들의 '워너비'는 '무조건 마른' 여배우들의 몸매였다. 그래서 원푸드 다이어트나 무작정 굶는 단식 다이어트 등 식이요법 위주의 다이어트법이 각광받았다.

그러나 요즘은 건강하고 탄력 있는 근육을 가진 몸매가 대세로 떠오르면서, TV나 각종 언론매체에서도 헬스트레이너들의 활동이 돋보이고 있다. 당연히 운동을 통한 다이어트에 대한 관심이 높아졌다.

3장 걷기의 기적, 모든 것을 바꾼다

이런 추세를 다이어트 코치를 하고 있는 나도 실감하고 있다. 나의 주 회원층은 20~40대 여성들로, 예전엔 "코치님, 뭘 먹어야 살이 빠지나요?"라거나 "하루 식단은 어떻게 되죠?" 등 식이요법에 관련된 질문이 많았다. 하지만 요즘은 "뱃살 빼는 데 어떤 운동이 좋나요?", "제가 직장을 다녀서 시간이 별로 없는데 센터에 가지 않고도 할 수 있는 운동이 있을까요?" 등 운동에 관한 질문을 많이 한다. 무조건 굶기 식의 다이어트가 아닌, 운동을 통해 건강한 몸과 탄력 있는 보디라인을 만드는 방향으로 생각이 바뀐 것이다.

'허틈'이 생기는 허벅지 라인 만들기

탄력 있는 보디라인은 옷맵시를 돋보이게 한다. 그래서 단순히 체중을 줄이는 다이어트가 아닌 몸매를 가다듬기 위한 다이어트에 집중하는 것이다. 특히 S라인을 만드는 운동법에 관심이 많다. 여기서 S라인이란 옆구리에서 엉덩이와 허벅지로 이어지는 라인인데, 밋밋하게 마른 허벅지보다는 탄력 있는 볼륨감을 가진 허벅지 라인이 더해져야, 섹시한 매력을 발산하는 S라인 곡선미의 정점을 찍을 수 있다.

요즘은 또 일명 '허틈'을 만들기 위해 노력한다. '허틈'이란 무릎을 대고 앉거나 섰을 때 허벅지 안쪽의 벌어진 틈을 뜻하는데, 이 '허틈'이 클수록 허벅지가 날씬하고 탄력이 있어 늘어지지 않았음을 의미한다고 한다.

내 보디라인의 흑역사 시절과 지금을 비교했을 때 가장 크게 달라진 부분은 바로 허벅지 라인이다. 살이 쪘을 때는 앞뒤뿐만 아니라, 일명 '승맛살'이라 부르는 허벅지 옆 부분까지 불룩 튀어나와 청바지는 무조건 큰 사이즈를 사야만 했다.

하체비만은 태생적인 이유가 크다. 외탁을 한 나와 친탁을 한 여동생의 하체 라인이 이를 증명해준다. 더구나 동양인은 서양인과 비교했을 때 유전적으로 하체비만이 되기 쉬운 체질이며, 여성이 남성보다 더 그렇다. 가임기 여성의 몸은 임신을 대비해 배와 허벅지, 엉덩이에 항상 지방을 쌓아두려고 하는 경향이 있기 때문이다. 그래서 더욱더 신경을 써서 꾸준히 관리해야 하는 부위가 바로 허벅지 라인이다.

나의 회원들 중에도 예전의 나와 같은 고민을 하는 분이 많다. 그래서 나의 경험담을 토대로 코칭을 하곤 한다. 나는 운동을 할 때 허벅지 라인 만들기를 일주일에 한두 번은 반드시 시행하고 있다. 그뿐 아니라 평소 머리를 말리거나 양치질을 하거나 설거지를 할 때에도 다리를 그냥 놔두지 않고 '와이드 런지'나 '사이드 레그' 동작을 끊임없이 한다. 그 결과 태생적으로는 '저주받은' 허벅지에서 벗어나 요즘 대세에 걸맞은 '허틈'

을 갖게 되었다.

허벅지 라인이 두꺼운 원인은 크게 세 가지로 나누어 볼 수 있다. 첫째, 전체적으로 살이 쪄서 허벅지가 굵은 경우인데, 이 때는 유산소운동으로 체지방을 빼주면서 적절한 근력운동을 추가해 라인을 잡아주어야 한다. 둘째, 다리가 쉽게 피로하고 잘 붓는 경우로, 이때는 틈나는 대로 허벅지를 주물러 마사지를 하고 혈액순환이 잘 되도록 운동을 해야 한다. 마지막으로, 지나치게 발달된 근육으로 인해 두꺼워진 경우가 있다. 운동으로 근육이 발달되어 있는 상태에서 갑자기 운동량이 줄거나 식사량이 늘어나면 근육이 지방화되거나 근육 사이사이에 지방이 붙어 두꺼워지는 것이다. 이 경우에는 근력운동보다는 유산소운동을 통해 전체적으로 체지방을 빼주고, 스트레칭으로 근육을 이완시켜주는 것이 중요하다.

워킹런지로 저주받은 하체에서 벗어나기

최고의 하체 운동으로는 스쿼트 동작과 런지 동작을 꼽을 수 있다. 파워워킹을 할 때 런지 동작을 응용한 '워킹런지'를 함께 해주면 허벅짓살을 빼는 데 큰 도움이 된다. 일반적인 런지 동작은 제자리에서 한쪽 다리를 앞으로 90도 구부리며 내밀었다가 뒷다리를 중심으로 일어서는 것인데, 이 동작을 제자리에서 하는 것이 아니라 앞으로 걸어가면서 하는 것이다.

이때 보폭을 조금 넓히면 엉덩이까지 자극이 가서 힙업에도 효과가 있다. 그렇다고 너무 무리하게 넓히면 무릎 관절에 통증이 올 수 있으므로 적당히 조절해야 한다. 또 앞으로 발을 내디딜 때 무릎을 90도로 구부리며 내미는데, 이때 무릎이 발가락 선을 넘어가지 않도록 구부리면서 앞발의 중심은 뒤꿈치에 둔다. 뒷다리의 무릎도 90도 정도 구부려 무릎이 지면에 닿을 정도로 내려준다(바닥에 닿지는 않아야 한다). 팔은 자연스럽게 내려뜨리거나 허리에 얹어도 된다. 상체는 가급적 구부리지 말고, 배는 항상 힘을 주어 긴장한 상태를 유지한다.

이 동작을 할 때는 먼저 오른발을 앞으로 내민 후 일어설 때는 엉덩이와 허벅지에 힘을 주며 일어난다. 그러고 나서 두 발을 모았다가 다시 왼발을 앞으로 내미는 순서로 걸어간다.

허벅짓살을 빼기 위한 파워워킹법 역시 일반적인 파워워킹을 마친 후 쿨다운 걷기 전에 '워킹런지'를 추가하는 것이다. 마무리 스트레칭 단계에서는 허벅지를 충분히 풀어줄 수 있는 스트레칭을 함께 해주어야 한다. 파워워킹에 워킹런지를 더하고, 평상시에도 틈나는 대로 허벅지 운동을 하면 저주받은 하체에도 '허틈'을 만들 수 있다.

허벅짓살 빼기 파워워킹 순서

워밍업 스트레칭 → 워밍업 걷기 → 파워워킹 → 워킹런지
(양다리 번갈아 10회씩 3세트) → 쿨다운 걷기 → 마무리 스트
레칭(허벅지 스트레칭 포함)

● 워킹런지 ●

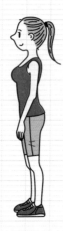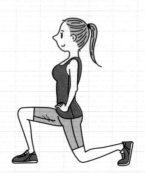

❶ 시선은 전방을 향하고, 몸통은 앞으로 굽히지 말고 똑바로
세운다.

❷ 오른쪽 다리를 90도로 굽혀 앞으로 내밀되, 무릎이 발가락을 넘지 않도록 한다. 왼쪽 다리는 무릎이 거의 지면에 닿을 정도로 내린다.

❸ 앞발을 최대한 멀리 내디뎌 간격을 확보하고, 일어설 때에는 엉덩이와 허벅지에 힘을 주며 일어난다.

❹ 일어선 후에는 두 발을 모았다가 다시 왼발을 앞으로 내미는 순서로 걸어간다.

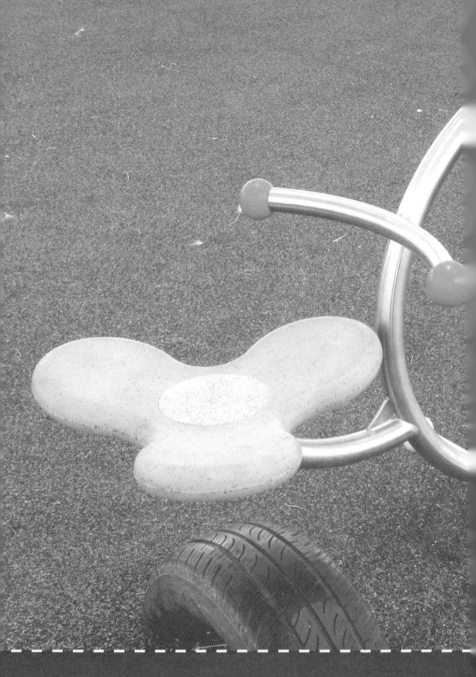

좋은 약을 먹는 것보다
좋은 음식을 먹는 게 낫고
좋은 음식을 먹는 것보다
걷는 게 더 좋다.
_ 허준

파워워킹
4주 플랜,
실천법

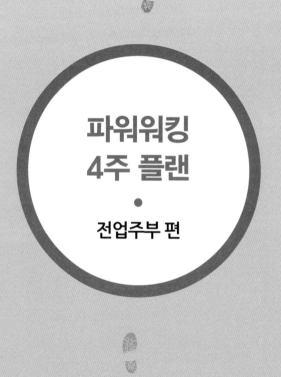

파워워킹
4주 플랜

전업주부 편

시작이 반,
오늘부터 저와 함께 파워워킹
시작해볼까요!

: 전업주부들을 위한 일대일 코칭 사전미팅

●

"제가 20대 때에는 특별한 운동을 하지 않아도 그럭저럭 봐줄 만한 몸매였거든요. 그때는 다이어트에 관심을 가질 필요가 없었어요. 그런데 결혼하고 애 둘 낳고 나니 체중이 점점 늘더라고요. 갑자기 눈에 띄게 확 불었으면 운동이라도 시작했을 텐데, 조금씩 늘어나니까 오히려 방심했던 것 같아요. 이제는 정말 저 자신도 믿을 수 없는 몸무게가 되어버렸어요."

김영미(가명) 씨는 35세의 전업주부로 여덟 살, 일곱 살 연년생 남매를 키우고 있다. 운동이라곤 말 그대로 숨쉬기운동만 하던 그녀가 점점 불어나는 체중으로 인해 우울증까지 생기자,

이대로는 더 이상 자신의 몸을 방치할 수 없다는 결론을 내리고 나에게 다이어트 코칭을 의뢰해왔다.

팔뚝살도 빼주는 파워워킹 프로그램

그녀는 한동안 나름대로 음식 섭취를 줄이는 노력을 했다. 하지만 그럼에도 체중이 줄어들 기미가 보이지 않자 낙담한 나머지 자포자기했던 것이다. 특히나 '주부 살'의 일종인 팔뚝살까지 붙으면서 어떤 옷을 입어도 맵시가 예전 같지 않았다.

본격적인 코칭 전 생활습관과 식습관을 분석하기 위해 사전 면담을 했다. 식이조절도 당연히 필요하지만, 워낙 운동을 한 경험이 없고 움직이는 것 자체를 별로 좋아하지 않는 생활습관으로 인해 현저하게 떨어진 기초대사량을 끌어올리는 게 급선무였다. 그러기 위해서는 운동이 필요했다.

그래서 가장 손쉽고 언제 어디서나 할 수 있는 '파워워킹 4주 프로젝트'에 들어가기로 했다. 일주일에 네 번, 월·화·목·금요일로 운동 날짜를 정하고 오전 10시에 만나 40분의 파워워킹부터 시작하기로 했다. 이후 점차 시간을 늘려 마지막 주에는 70분 정도까지 운동을 할 수 있도록 체력을 키우기로 한 것이다. 또한 4주간의 코칭 후에는 혼자서도 운동을 지속할 수 있도록 올바른 파워워킹 동작을 마스터하는 데 주력하기로 했다. 특히 마지막 4주차에는 팔뚝살을 빼기 위한 파워워킹을 병행하기로 계획을 잡았다.

주부들에게 꼭 맞는 '파워워킹 4주 프로젝트'

기본 운동 순서

워밍업 스트레칭 → 워밍업 걷기 → 파워워킹 → 쿨다운 걷기 → 마무리 스트레칭

주차	운동 시간	운동 내용	주요 동작
1주	40분	• 파워워킹 속도: 시속 6킬로미터 정도 유지하기 • 파워워킹 시 달리기 추가(파워워킹 4분+달리기 1분)	• 올바른 다리 동작 익히기
2주	45~50분	• 달리기 시간 늘리기(파워워킹 3분+달리기 2분) • 파워워킹 시간 20~25분으로 늘리기	• 팔 동작 익히기 • 코로 호흡하기
3주	55~60분	• 달리기 시간 늘리기(파워워킹 2분+달리기 3분) • 파워워킹 시간 30~35분으로 늘리기	• 시선 처리 • 허리, 아랫배, 엉덩이 힘주기
4주	70분	• 하이킹 시도하기 • 팔뚝살 빼는 근력운동법 익히기 • 셀프 파워워킹 마스터하기	• 응용동작 익히기(팔뚝살 파워워킹)

파워워킹 일주일 만에
몸과 마음의 활력을 되찾다

: 전업주부들을 위한 일대일 코칭 1주차

●

"코치님, 제가 과연 40분 동안 쉬지 않고 걸을 수 있을까요?
맨날 차 타고 다니고 걷는 거라곤 마트에서 장볼 때밖에 없었
는데요."

영미 씨와 파워워킹 계획을 세우고 운동을 하기로 한 첫날이
었다. 그녀는 과연 자신이 40분 동안 계속 운동을 할 수 있을
지 모르겠다면서 걱정 반 설렘 반의 표정으로 웃어 보였다. 바
소나레이크파크(Vasona Lake Park)에서 우리는 5분 정도 스트
레칭을 하며 굳어진 몸을 충분히 풀어주었다. 그리고 나서 약
5분간 제자리걷기를 하며 파워워킹을 할 때 팔과 다리 동작을

어떻게 해야 효과적인지 익혔다. 첫 주에는 무엇보다 올바른 자세를 제대로 익히는 것이 가장 중요하다. 이후 본격적으로 워밍업 걷기에 들어갔다.

1주차 플랜:
다리 동작과 발 딛는 순서 제대로 익히기

Key Point 올바른 다리 동작 익히기

> 발은 11자 모양을 유지하면서 뒤꿈치 → 발바닥 → 발가락 순서로 내딛는다.

일차	운동 시간	운동 순서	비고
1day	40분	• 워밍업 스트레칭(5분) → 워밍업 걷기(10분) → 파워워킹(10분) → 쿨다운 걷기(10분) → 마무리 스트레칭(5분) • 파워워킹 속도: 시속 6킬로미터 정도	다리 동작 익히기
2day			
3day		• 워밍업 스트레칭(5분) → 워밍업 걷기(5분) → 파워워킹(15분) → 쿨다운 걷기(10분) → 마무리 스트레칭(5분) • 파워워킹 15분: '파워워킹 4분 + 달리기 1분' 3회 반복	
4day			

1주차 1day,
11자 발 모양을 유지하며 걸어라

　우선 영미 씨의 일반적인 걷기 속도를 알아보기 위해 평상시처럼 걸어보도록 했다. 그녀의 속도에 맞춰서 함께 5분 정도 걸은 후, 그보다 아주 약간 빠른 속도로 5분간 더 걸어 '워밍업 걷기'를 마쳤다.

　워밍업 걷기를 할 때는 가뿐한 표정을 유지하며 따라왔다. 하지만 시속 6킬로미터 정도의 빠른 속도로 걸으면서 본격적인 파워워킹을 시작하자, 그녀는 채 5분도 지나지 않아 호흡이 빨라지면서 숨소리가 거칠어졌다.

　"코치님, 이제 진짜 시작인가 봐요!"

　그녀의 헐떡이는 목소리가 들렸다. 그래서 약 1분 동안은 처음의 워밍업 걷기 속도로 걸으면서 잠시 숨을 고른 후, 다시 나머지 5분 동안 파워워킹을 이어갔다.

　파워워킹을 마친 다음 다시 워밍업 걷기 속도로 낮춰 '쿨다운 걷기'를 했다. 이때 숨을 고르면서 다리 동작에 다시 한 번 신경을 써 걷도록 했다. 그렇게 10분을 걸은 후 원래 장소로 돌아와 마무리 스트레칭을 하면서 긴장한 근육을 충분히 풀어주었다. 처음 빠른 속도로 걸은 4분을 제외하고는 무난한 워킹이었다.

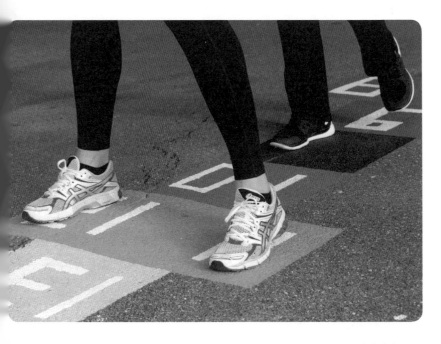

파워워킹은

무조건 걷는 게 능사가 아니라,

올바른 자세를 유지하면서 걸어야

제대로 된 효과를 볼 수 있다.

운동이 다 끝난 후에도 제자리걷기를 하면서 발을 11자 모양으로 유지하는 것과 '뒤꿈치 → 발바닥 → 발가락' 순서로 발을 내딛는 것을 충분히 익힐 수 있도록 약 10분간 더 연습을 했다. 파워워킹은 무조건 걷는 게 능사가 아니라, 올바른 자세를 유지하면서 걸어야 제대로 된 효과를 볼 수 있다. 그러니 집에서도 틈나는 대로 거울을 보면서 동작을 연습해오라는 숙제를 내주었다.

1주차 3day,
'파워워킹 4분 + 달리기 1분'을 3회 반복하라

이틀간 파워워킹을 하고 하루 휴식 후 우린 다시 만났다. 운동 3일째는 파워워킹을 하다가 처음으로 달리기를 하기로 계획한 날이었다. '파워워킹 4분 후 달리기 1분'을 3회 반복할 예정이었다.

"달리기 1분쯤이야"라고 말하는 사람도 있을 것이다. 그러나 내가 지금껏 코칭을 해본 결과, 초시계로 1분을 재고 달려보면 대부분 1분이 한 시간처럼 느껴졌다고들 말한다. 하지만 걱정할 필요는 없다. 영미 씨가 그랬던 것처럼, 첫 1분이 어려울 뿐이다. 꾸준히 반복하다 보면 처음 생각했던 것처럼 "달리기

1분쯤이야!"라는 말이 나오는 순간이 올 것이다.

첫 달리기 날, 영미 씨 역시 1분이 채 되기도 전에 속도가 느려지며 힘들어했다. 3회 반복을 마치고 쿨다운 걷기를 할 때는 "코치님, 저 내일 운동 나올 수 있을까요?"라며 자신없어하기도 했다. 하지만 첫 주의 마지막 날인 금요일에도 그녀는 어김없이 운동 장소에 나왔다.

오랫동안 운동을 하지 않았던 사람이라도 걷기운동은 비교적 쉽게 적응할 수 있다. 운동에 대한 스트레스는 적고 일상에 활기가 생긴다. 그녀도 마찬가지였다.

"코치님 덕분에 삶의 활력소가 생긴 것 같아요!"

이 책을 보고 있는 당신 또한 걷기운동을 시작하면 단 일주일 만에 일상이 달라질 것이다. 그냥 걷는 것과 걷기운동이 얼마나 다른지 금세 느낄 수 있다. 자 이제, 시간과 날씨 핑계는 그만 대고 동네 공원으로 나가자. 일주일 후에는 몸과 마음 모두 활력을 되찾을 것이다.

기본자세와 호흡법 익히기로
걷기의 자신감을 쑥!
: 전업주부들을 위한 일대일 코칭 2주차

●

"영미 씨, 지난주에 입었던 운동복이 아니네요?"

주말을 쉰 후 다시 만난 영미 씨는 지난주보다 표정도 밝고 자신감 있어 보였다. 무엇보다 트레이닝복이 싹 달라져 있었다. 지난주 내내 입었던 늘어지고 약간 낡은 듯한 트레이닝 팬츠가 아니라 스포티하고 발랄한 운동복을 입고 있었다. 진한 블랙의 스포츠레깅스 위에 화사한 색상의 숏팬츠를 덧입고, 상의는 땀을 잘 흡수하는 트레이닝 티셔츠를 입고 나타난 것이다.

"주말에 남편이 스포츠 쇼핑몰에 데려가더라고요. 운동 시작했으니 운동복도 마련하라고요. 운동을 시작하고 기분이 좋아져서 음식에도 더 신경쓰고 짜증을 덜 냈더니 자기도 좋았나 봐요."

"그렇다니까요. 그 누구보다 운동이 필요한 게 주부예요. 집안 분위기가 싹 바뀌죠? 오늘도 열심히 해봐요! 오늘은 기본자세 중 하나인 '팔 90도 구부리기'에 집중하면서 파워워킹 시간을 5분 더 늘려볼 거예요. 오늘도 파이팅!"

2주차 플랜: 팔 동작과 호흡법 제대로 익히기

Key Point 파워워킹 시간 5분 늘리고(20~25분), 팔 동작과 호흡법 익히기

일차	운동 시간	운동 순서	비고
5day	45분	• 워밍업 스트레칭(5분) → 워밍업 걷기(5분) → 파워워킹(20분) → 쿨다운 걷기(10분) → 마무리 스트레칭(5분)	팔 동작 익히기
6day		• 파워워킹 20분: '파워워킹 4분 + 달리기 1분' 4회 반복	
7day	50분	• 워밍업 스트레칭(5분) → 워밍업 걷기(5분) → 파워워킹(25분) → 쿨다운 걷기(10분) → 마무리 스트레칭(5분)	코 호흡법 익히기
8day		• 파워워킹 25분: '파워워킹 3분 + 달리기 2분' 5회 반복	

4장 파워워킹 4주 플랜, 실천법

2주차 5day,
팔 동작 익히며 파워워킹은 5분 늘려라

파워워킹은 다리를 이용해 걷는 운동이지만 팔, 배, 엉덩이 등 신체 각 부위에 힘이 들어가는 전신운동이다. 그중에서 팔은 90도로 구부린 채 앞뒤로 힘차게 흔들어주면서 걷게 되는데, 이 동작은 전체적인 팔 라인을 잡아주는 효과가 있다. 또한 파워워킹을 할 때 다리가 점점 무거워져 속도가 느려질 때, 힘차게 팔을 흔들면 속도를 높일 수 있다.

파워워킹 도중 숨이 차오르자 영미 씨는 힘들어했다. 그때 옆에서 "하나둘, 하나둘" 구령을 붙여주며 함께 걸었다. 운동선수들이 훈련을 할 때나 실제 경기 전 "얍!" 등의 기합소리를 내는 데는 다 이유가 있다. 저하되는 체력을 끌어올리는 효과가 있는 것이다. 혼자 운동할 때 그런 기합소리를 내기가 쑥스럽다면, "하나둘, 하나둘" 작은 소리라도 내면서 걸어보라.

운동을 마치고 제자리걷기를 하면서는 팔 동작을 점검했다. 그리고 영미 씨에게 물었다.

"지난주와 오늘 조금 다른 것이 있었는데, 영미 씨 혹시 아시겠어요?"

"글쎄요, 뭐 다른 게 있었나요?"

"지난주 네 번째 파워워킹 때는 '워킹 4분 후 달리기 1분'을 세 세트 했어요. 그런데 오늘은 한 세트를 더 늘려서 20분이나 했어요."

"네? 어머, 전혀 몰랐어요. 제 체력이 그새 늘었나요?"

불과 일주일 전에는 단 1분 뛰기도 버거워하던 영미 씨가 파워워킹 시간을 5분이나 늘렸는데도 별로 힘들어하지 않았다. 운동할 때 가장 중요한 것은, 시간과 강도를 조금씩 늘려가며 규칙적으로 연습하는 것이다. 그래야 지치지 않고, 운동 중에 치유받으면서 몸과 마음이 편해질 수 있다. 마음만 앞서 처음부터 너무 빡빡하게 계획을 세우고 강도를 지나치게 높이면 몸에 무리를 줄 뿐 아니라, 금방 포기하게 된다. 명심하라. 꾸준히 지속하는 것 말고 왕도는 없다.

2주차 8day,
코로 숨을 들이마시는 호흡법을 익혀라

4주간 16회의 파워워킹을 계획하고 운동을 시작한 지 딱 절반이 되는 8일째 날이었다. 영미 씨는 걷기운동을 즐기고 있었다. 처음 시작이 어렵지, 횟수를 거듭하다 보면 좀처럼 끊기 힘든 게 걷기운동이다. 마음 맞는 친구와 함께 할 수도 있어서 덜 지루하고 습관화하기에도 이보다 더 좋은 운동은 없다.

그날도 '파워워킹 3분 후 달리기 2분'을 5회 반복하기로 한 날이었다. 달리기 시간이 늘어날수록 호흡은 더 가빠지게 되는데, 그래서 올바른 호흡법이 더욱 중요해진다. 숨이 차오른다는 것은 그만큼 몸속에 산소 공급이 부족하다는 신호다. 이때 입이 아닌 코로 공기를 들이마셔야 유입되는 산소의 양이 많아진다. 또 입으로 숨을 쉬면 차갑고 건조한 산소가 몸속으로 바로 들어가서 운동할 때 몸이 쉽게 지친다. 운동을 할 때 유입되는 산소는 몸속의 지방을 태워 연소시키는 역할도 하므로, 올바른 호흡법을 통한 산소 공급은 아주 중요하다.

"영미 씨, 다음 주부터는 달리는 시간이 더 길어질 거예요. 코로 숨 들이마시고 입으로 내뱉는 호흡법 잊지 말고 집에서도 꼭 연습하세요."

"네, 코치님. 흐~읍, 후~우. 맞죠? 염려 마세요!"

운동 슬럼프에 빠지면
이렇게 초심으로 돌아가세요
: 전업주부들을 위한 일대일 코칭 3주차

●

"코치님! 저, 죄송한데요, 오늘은 못하겠어요. 감기기운이 있는지 몸이 좀 찌뿌둥해서요."

파워워킹 9일째 날 아침, 영미 씨와의 트레이닝을 위해 나갈 채비를 하고 있는데 전화가 걸려왔다. 달리기 시간을 1분 더 늘린 세트 반복을 새로 시작하는 날이었다.

대부분의 사람들은 운동을 시작한 지 2~3주쯤이 되면 고비를 맞기 마련이다. 처음에는 안 하던 운동을 하니 개운한 느낌도 있고 무언가 새로 시작했다는 기쁨에 몸과 마음이 가볍지만, 어느 정도 운동에 익숙해지면 조금씩 꾀가 나는 것이다. 하지만 이럴 때일수록 운동을 멈추지 말고 처음 시작했을 때의 열정을 되찾아야 한다. 이 시기에 운동을 잠시라도 쉬게 되면 그간의 노력은 '말짱 도루묵'이 되고 만다.

3주차 플랜:
시선 처리와 걷기 자세 완벽하게 익히기

Key Point 운동 고비 극복하기, 파워워킹 시간 늘리기(30~35분), 시선 처리, 허리·아랫배·엉덩이 힘주기

일차	운동 시간	운동 순서	비고
9day	55분	•워밍업 스트레칭(5분) → 워밍업 걷기(5분) → 파워워킹(30분) → 쿨다운 걷기(10분) → 마무리 스트레칭(5분)	•시선 처리 •허리, 아랫배, 엉덩이 힘주기
10day		•파워워킹 30분: '파워워킹 2분＋달리기 3분' 6회 반복	
11day	60분	•워밍업 스트레칭(5분) → 워밍업 걷기(5분) → 파워워킹(35분) → 쿨다운 걷기(10분) → 마무리 스트레칭(5분)	
12day		•파워워킹 35분: '파워워킹 2분＋달리기 3분' 7회 반복	

3주차 9day,
꾀부리고 싶을 때는 운동 장소를 바꿔라

"영미 씨, 심하게 아프지 않으면 나오세요. 운동하면 오히려 몸 컨디션이 좋아질 수 있어요. 오늘은 우리 새로운 곳에서 한 번 걸어봐요."

조금이라도 게으름을 피우고 싶다면 운동하는 장소나 파워워킹 코스를 적절하게 바꿔보는 게 도움이 된다. 우여곡절 끝에 우리는 호수가 있는 새로운 공원에서 운동을 시작했다.

"어머, 이런 공원이 있는 줄 몰랐네요. 여기 있는 것 자체로 마음이 힐링되는 것 같아요."

새로운 장소에서 지금까지와는 색다른 풍경을 보면서 걸으면, 기분이 전환되어 처음 운동을 시작했을 때의 호기심과 열정을 되살릴 수 있다. 그래서 걷기운동이 좋다는 것이다. 구글이나 네이버 등을 검색해 집 주변의 다양한 워킹코스를 미리 알아두자. 기분에 따라 워킹코스를 고르는 것도 걷기운동만의 묘미라고 할 수 있다.

그리고 파워워킹을 하거나 달리고 있는 그 순간, 당신의 지방은 연소되고 있으며 근육은 탄탄해지고 보디라인은 예뻐지고 있음을 명심하라.

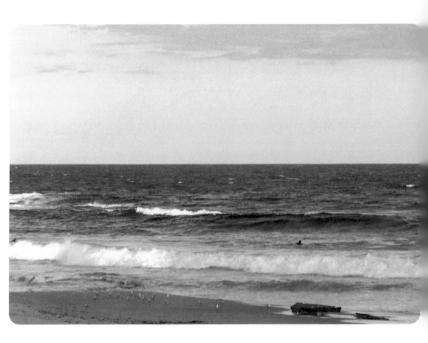

기분에 따라

워킹코스를 고르는 것도

걷기운동만의 묘미라고 할 수 있다.

3주차 11day,
시선은 전방을 향하고 허리는 똑바로 세워라

불과 20일 전만 해도 운동이라고는 숨쉬기운동밖에 하지 않았던 영미 씨지만, 한 차례의 고비를 넘기고 3주차도 후반에 접어드니 확실히 파워워킹과 달리기 속도가 빨라졌다. 속도가 빨라졌다는 것은 전체적으로 파워워킹을 한 거리가 길어지고 있음을 의미한다. 그리고 그만큼 체력이 향상되었다는 이야기다.

그러나 여기서 주의할 사항이 있다. 무조건 빨리 걷는 게 중요한 것이 아니라, 올바른 자세를 유지하면서 속도를 높이는 것이 더 중요하다.

"영미 씨, 팔이나 다리 동작 다 좋은데 고개가 자꾸 아래로 떨어지네요."

파워워킹을 할 때 시선은 전방 10~15미터를 바라보며 고개를 들고 걸어야 한다. 고개를 숙이면 허리가 굽고 엉덩이가 뒤로 빠지는 구부정한 자세가 된다. 이렇게 나쁜 자세로 걷고 나면 뒷목에서부터 엉덩이까지 통증을 겪을 수도 있다.

파워워킹의 효과를 제대로 보기 위해서는, 주변 풍경을 감상하듯 가슴을 활짝 펴고 고개는 들고 앞을 바라보며 걸어야 한다. 그래야만 아랫배에 자연스럽게 힘이 들어가면서 허리가 세

4장 파워워킹 4주 플랜, 실천법

워지고 엉덩이에도 힘이 들어가 몸 전체 근육을 사용하게 된다. 그러나 처음부터 너무 올바른 자세에만 집중하면 오히려 걸음이 꼬이고 운동이 금방 싫증날 수 있으므로, 계획을 세워서 차근차근 동작을 마스터하는 것이 좋다. 어느 정도 시간이 지나 기본체력이 생기고 운동이 습관화되었을 때 올바른 자세에 집중해보자.

부위별 군살까지 빼주는
파워워킹에 도전하세요

: 전업주부들을 위한 일대일 코칭 4주차

●

"영미 씨, 오늘은 하이킹을 해볼까요?"

"네? 벌써요? 너무 힘들지 않을까요?"

운동을 시작한 지 벌써 4주차에 접어들었다. 워킹의 기본자
세와 호흡법도 익혔으니 기분전환도 할 겸 또 다른 형태의 걷
기인 하이킹을 해보기로 했다.

'하이킹(hiking)'은 심신 단련이나 관광을 목적으로 산과 들
또는 해변을 걸어서 여행하는 것을 의미한다. 지금 내가 살고
있는 이곳 캘리포니아에서는 정말 많은 사람들이 일상 속에서
하이킹을 즐긴다. 물론 우리나라처럼 높은 산이 아니라 짧게는

왕복 한 시간에서 길게는 서너 시간 정도 걸리는 언덕이나 완만한 산을 주로 걷는다.

4주차 플랜:
팔뚝살 파워워킹과 하이킹 도전

Key Point 응용동작 익히기(팔뚝살 파워워킹), 하이킹 도전하기, 셀프 파워워킹 준비하기

일차	운동 시간	운동 순서	비고
13day	80분	•스트레칭(5분) → 하이킹(70분) → 마무리 스트레칭(5분)	•하이킹 도전하기
14day	70분	•워밍업 스트레칭(5분) → 워밍업 걷기(5분) → 파워워킹(35분) → 팔뚝살 파워워킹(10분) → 쿨다운 걷기(10분) → 마무리 스트레칭(5분) •파워워킹 35분: '파워워킹 2분＋달리기 3분' 7회 반복	•팔뚝살 파워워킹 동작 익히기
15day	70분		
16day	70분		•셀프 파워워킹 마스터하기

4주차 13day,
첫 번째 하이킹에 도전하라

산에서 하이킹을 하면 평지와는 다르게 오르막길과 내리막길의 경사를 걷게 된다. 그래서 자연스럽게 자신의 최대 운동 능력의 70~80퍼센트의 힘을 내며 걷게 되어 근지구력 향상 효과를 볼 수 있다. 더불어 그에 따른 칼로리 소모가 많아져 건강한 다이어트에도 도움이 된다.

파워워킹을 할 때 1~2주에 한 번 정도는 산으로 하이킹을 가면, 같은 형태로만 하는 운동의 지루함을 덜 수 있고 운동 시간을 늘리는 데도 상당한 도움을 받을 수 있다. 다만 파워워킹을 통해 어느 정도 체력을 키운 후 도전해야 한다.

첫 번째 하이킹을 마친 후, 영미 씨는 체력적으로는 힘들어했지만 파워워킹 때보다 더 활기찬 표정으로 말했다.

"파워워킹 때보다 다리가 더 당기는 것 같아요. 그래도 예전 같으면 등산은 아예 생각도 못했을 텐데, 제가 그동안 운동한 덕에 체력이 늘긴 늘었나 봐요. 아까 올라갈 때 좀 힘이 들긴 했지만, 지금은 너무 뿌듯하네요!"

"주말에 가족과 함께 하이킹하는 것도 정말 좋아요. 하이킹할 때도 고개 들고 아랫배, 엉덩이에 힘 딱 주고! 파워워킹 자세 그대로 유지하셔야 해요, 잊지 마세요!"

4주차 14day,
팔뚝살 빼기 파워워킹에 돌입하라

"오늘은 영미 씨의 최대 고민인 팔뚝살 빼기에 도전해봐요."

"정말 이노무 팔뚝살을 뺄 수 있을까요?"

파워워킹은 몸 전체의 근육을 사용하는 전신운동으로, 여기에 라인을 가다듬고 싶은 신체 부위의 근력운동을 추가해주면 그 효과는 배가된다. 영미 씨의 고민은 팔뚝살이었다. 팔뚝에 근육과 지방이 엉겨붙어 두꺼워진 경우에는 팔 근육을 늘려주는 '팔뚝살 파워워킹'을 함께 하면 효과적이다.

'파워워킹 3분 후 달리기 2분' 7세트를 마친 후 약간 속도를 낮춰 걸으며(시속 5~6킬로미터), 일반적인 파워워킹의 L자 팔 동작이 아니라 '펭귄자세' 동작을 하며 걸었다. 양팔의 팔꿈치를 굽히지 않고 45도 정도로 벌려 아래로 쭉 뻗은 후 손목을 바깥쪽과 안쪽으로 번갈아 꺾어가며 몸통에 붙였다가 다시 벌리는 과정을 반복하며 걸어나가는 것이다.

주의사항은 손목을 꺾을 때 손목뿐만 아니라 팔 전체에도 힘을 실어서 해야 한다는 점이다. 열 번씩 3세트를 반복하고 손목을 털어 근육을 풀어준 후, 다시 열 번씩 3세트를 반복한다. 이 모든 동작은 제자리에서 하는 것이 아니라 걸어가면서 동시에 한다.

그다음 쿨다운 걷기를 하면서는 '팔킥백' 동작으로 이어나간다. 두 팔을 등 뒤로 보낸 다음 양손을 깍지 낀 상태에서 뒤로 쪽 펴 등 라인과 90도 정도 되게 올렸다가 내리는 동작을 반복하는 것이다. 팔꿈치는 최대한 편 상태로 팔 근육 전체에 힘을 준다는 느낌으로 하는 것이 중요하다.

펭귄자세와 팔킥백 동작은 무조건 근육만 키우는 것이 아니라 스트레칭을 겸한 근력운동이기 때문에, 과도한 근육과 지방으로 인해 불어난 팔뚝살 빼기에 적합하다.

"영미 씨, 이 팔운동은 집에서도 시간 날 때마다 틈틈이 해주세요. 팔 늘리는 스트레칭도 늘 같이 해주시고요! 가랑비에 옷 젖는다는 말 있죠? 꾸준히 하다 보면 내년 여름엔 민소매 옷도 자신있게 입을 수 있을 거예요."

4주차 16day,
지속 가능한 걷기운동 시스템을 만들어라

영미 씨와 파워워킹을 계획하고 실천한 지 벌써 4주차의 마지막 날이었다. 마지막이니만큼 3단걷기를 통해 발 동작과 팔 동작, 시선 처리 등 자세 하나하나를 점검하며 운동을 마무리했다.

"4주 코칭이 끝났네요. 시간 참 빠르죠? 이제 저 없이도 꾸준히 운동하실 수 있죠? 제가 수시로 점검 전화 들어갑니다!"

"그럼요, 코치님. 저 벌써 다음 주에 아이 친구 엄마하고 약속했어요. 파워워킹 하기로요."

"혼자 걷기가 심심할 때는 마음 맞는 사람과 함께 걷는 것도 좋아요. 하지만 반드시 주의해야 할 게 있어요. 대화를 나누며 걷다 보면 수다에 집중해서 자세가 흐트러지거나 점점 속도가 느려지기 쉬워요. 그러다 주객이 전도돼서 운동이 아닌 대화가 주가 되는 경우가 많죠."

"아, 명심할게요. 그런데 코치님, 혼자 운동하면 시간이나 속도 같은 걸 관리하기가 어려울 것 같아요. 그게 좀 걱정이에요."

"요즘은 걷기 관련 애플리케이션이 많이 나와 있어요(STEPZ, PACER 등). 그런 것들을 이용해서 그날의 파워워킹 결과를 점검하면 도움이 돼요. 제대로 운동을 했는지 알 수 있거든요. 그리고 시계로 알람 맞춰놓고 걷기와 달리기 병행하세요. 시간 없다고 막 빨리 걷다가 운동 끝내면 안 되는 것 아시죠? 전체 운동 시간의 최소한 10퍼센트는 쿨다운 걷기를 해야 되고, 근육도 풀어주고 마무리 스트레칭까지 잊지 마세요."

"네, 명심할게요. 일주일에 세 번씩 파워워킹 제대로 할게요!"

파워워킹이란 그냥 걷기만 하는 것이 아니라, 일련의 과정을 밟아나가는 운동이다. 각각의 과정을 제대로 거쳐야 체력이 길

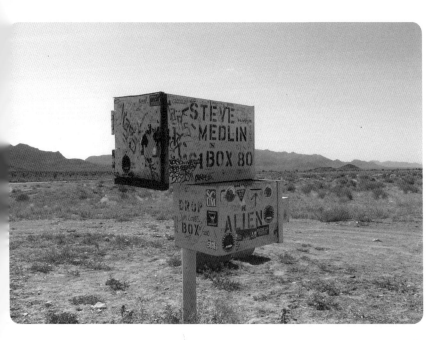

파워워킹이란

그냥 걷기만 하는 것이 아니라,

일련의 과정을 밟아나가는

운동이다.

러지는 동시에 운동 시간이 늘어나고 다이어트에도 도움이 된다. 숨쉬기운동만 하던 영미 씨가 해낸 것처럼, 당신도 딱 4주만 파워워킹 프로세스를 숙지해서 하면 몸과 마음이 달라질 것이다.

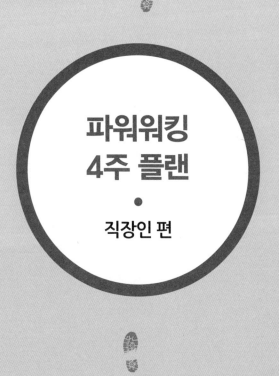

파워워킹
4주 플랜

·

직장인 편

틈새시간을 이용한 파워워킹,
시작해볼까요!

: 직장인들을 위한 일대일 코칭 사전미팅

●

"이젠 정말 연애도 하고, 결혼도 하고 싶어요. 근데 지금 제 몸매로는 도저히 소개팅 나갈 자신이 없어요. 얼마 전에도 친척들이 '결혼은 언제 할 거냐'부터 시작해서 '왜 아직 남자친구도 없냐' 등등…… 휴~ 정말 이런 말 좀 안 듣고 싶어요. 회사에서도 점점 스트레스받는 일만 많아져서 자꾸 먹으면서 풀고, 계속 술 마시다 보니 남은 건 살밖에 없네요."

황민희(가명) 씨는 29세의 전문직 여성으로, 직장생활 5년차다. 남들이 보기엔 '화려한 싱글녀'지만, 그녀의 현재 희망은 평범하더라도 커플이 되는 것이다. 지인들을 통해 소개팅이 들어오지만 자신감이 없어 선뜻 응하지 못하고 있었다. 그래서 서른이 되기 전에 다이어트에 성공해 자신있게 누군가를 만나고 싶다며 내게 다이어트 코칭을 의뢰해왔다.

틈새시간을 활용한 파워워킹 프로그램

회사에서 정신없이 하루하루를 보내다 보면 한 주가 훌쩍 지나가 있고, 어느덧 나이도 한 살 한 살 늘어 서른을 목전에 두게 되었다는 민희 씨. 그녀도 물론 회사에서 날씬한 동료들에게 자극받아 다양한 다이어트에 도전했었다. 단식, 원푸드 다이어트, 디톡스 다이어트 등 수많은 식이요법 다이어트를 거쳤지만 결국은 다 요요현상으로 끝나 이제는 그저 편한 옷만 찾게 된다고 했다.

"이젠 도저히 식이요법만으로는 다이어트를 할 수 없어요. 요요현상도 너무 무섭고요. 운동을 하긴 해야겠는데, 빡빡한 회사생활 때문에 도무지 시간이 안 나요. 새벽에 하면 되지 않느냐고 하는데, 작심삼일 될 게 뻔해요. 헬스클럽은 너무 답답하더라고요. 그런데 걷기운동은 저도 할 수 있을 것 같아요."

그녀는 다이어트 방법으로 자신에게 맞는 식이요법과 걷기운동을 택했다. 본격적인 코칭 전 생활습관과 식습관을 분석하기 위해 사전면담을 했는데, 놀랍게도 그녀는 식이요법에 관해서는 굉장히 많은 지식을 가지고 있었다. 그러나 대부분 오래 지속할 수 없는 극단적인 방법들이어서, 꾸준히 할 수 있는 식이요법에 대한 코칭과 함께 짧은 시간에 최대한의 효과를 볼 수 있는 운동을 병행하기로 했다. 다행히 그녀는 대중교통을 이용해 출퇴근을 하고 있고, 또 대학교 때 여행동아리 활동을 해서 걷는 것만큼은 자신있다고 했다.

우리는 그녀의 바쁜 회사생활을 고려한 '파워워킹 4주 프로젝트'에 들어가기로 했다. 일주일에 세 번, 화·목·토요일을 운동하는 날로 정했다. 화요일과 목요일에는 점심시간 30분, 주말인 토요일에는 오전 8시에 40분간의 가벼운 파워워킹으로 시작해서 점차 강도를 높여나가 마지막 주에는 고강도 근력운동을 겸한 파워워킹을 하기로 했다.

특히 새벽시간을 이용한 운동의 묘미를 알려주고 싶어, 셋째 주와 마지막 주에 걸쳐 두 번은 새벽 운동을 함께 하기로 계획을 잡았다. 더불어 점심시간을 이용해 운동을 한 후 간단히 먹을 수 있는 점심도시락 메뉴까지 계획에 추가했다.

직장인들에게 꼭 맞는 '파워워킹 4주 프로젝트'

기본 운동 순서

> 워밍업 스트레칭 → 워밍업 걷기 → 파워워킹 → 쿨다운 걷기 →
> 마무리 스트레칭

주차	운동 시간	운동 내용	주요 동작	점심 메뉴
1주		• 파워워킹 속도: 시속 7킬로미터 정도 유지하기 • 파워워킹 시 달리기 추가 ('파워워킹 2분 + 달리기 1분' 5회)	올바른 팔, 다리 동작 익히기	닭가슴살 샌드위치 / 연어샐러드
2주	주중 30분 주말 40분	• 달리기 횟수 늘리기 ('파워워킹 1분 + 달리기 1분' 8회) • 계단 오르내리기	코 호흡, 시선 처리 / 계단 걷기 동작	두부너트 샐러드 / 참치샌드위치
3주		• 달리기 시간 늘리기 (파워워킹 1분 + 달리기 2분 5회) • 새벽 운동 시도하기	허리, 아랫배, 엉덩이 힘주기 / 복근 강화	
4주		• 뒤로 걷기 추가 • 허벅지 강화 파워워킹 • 셀프 파워워킹 마스터		

첫 주, 10년 묵은 체중과
이별할 준비를 하다

: 직장인들을 위한 일대일 코칭 1주차

●

"평소 같았으면 토요일은 '불금' 과음으로 거의 늦잠 자는 날이었는데, 오늘은 운동 첫날이라 어제 약속도 안 잡았어요. 맨정신으로 일찍 들어와서 집밥까지 먹고 잤더니 엄마가 놀라시더라고요."

직장인인 민희 씨를 위해 주중에는 점심시간을 이용해 운동을 하기로 했다. 하지만 첫날에는 아무래도 자세 익히는 시간이 필요하고 걷기운동 전반에 대한 설명도 해야 해서 주말을 운동 시작하는 날로 잡았다. 장소 또한 주중에는 회사 근처에서 운동을 해야 하므로, 회사와 약 7분 거리에 있는 공원에서 만났다.

"코치님, 토요일에 회사 근처에 오니 느낌이 색다르네요. 이렇게 가까운 곳에 걷기 좋은 공원이 있는 줄도 몰랐어요. 점심시간이면 매번 회사에서 제일 가까운 곳에 가 밥 먹고 커피 마시며 수다 떨거나 SNS만 했거든요. 저도 이제 드디어 요즘 그 핫하다는 '워런치족'이 되는 건가요?"

'워런치(walunch)족'이란 점심시간에 짬을 내서 걷기운동을 하는 직장인들을 일컫는 말이다. 민희 씨도 이제 곧 그 워런치족 대열에 합류한다는 사실에 살짝 들떠 있었다.

1주차 플랜:
다리 동작과 발 딛는 순서, 팔 동작 제대로 익히기

Key Point 올바른 다리 동작과 팔 동작 익히기

발은 11자 모양을 유지하면서 뒤꿈치 → 발바닥 → 발가락 순서로 내딛는다. 팔은 90도로 구부려 앞뒤로 힘차게 흔들며 걷는다.

일차	운동 시간	운동 순서	비고
1day 토	40분	• 워밍업 스트레칭(2분) → 워밍업 걷기(10분) → 파워워킹(20분) → 쿨다운 걷기(5분) → 마무리 스트레칭(3분) • 파워워킹 속도: 시속 7킬로미터 정도	팔과 다리 동작 익히기
2day 목	30분	• 워밍업 스트레칭(2분) → 워밍업 걷기(5분) → 파워워킹(15분) → 쿨다운 걷기(5분) → 마무리 스트레칭(3분)	
3day 목		• 파워워킹 15분: '파워워킹 2분 + 달리기 1분' 5회 반복	

1주차 1day,
파워워킹에도 올바른 다리 동작과 팔 동작이 있다

먼저 민희 씨의 평상시 걷는 속도와 자세를 확인하기 위해 약 10분간 공원을 걷기로 했다.

"민희 씨, 성격 급하죠? 걷는 속도가 빠른 편이네요. 그런데 팔을 90도로 구부려서 걷는 건 어떻게 알았어요?"

민희 씨의 걷는 속도는 보통 사람들보다 약간 빠른 편이었으며, 파워워킹의 기본자세 중 하나인 팔 동작도 어느 정도 알고 있었다.

"오늘 코치님 만나기 전에 좀 검색해봤어요. 워런치족 되려면 이 정도는 알고 있어야죠, 픔."

"그런데 손에 너무 힘이 들어가 있어요. 손은 달걀을 한 개 쥔 것같이 살짝 구부리고요, 어깨에 힘을 뺀 채 앞뒤로 흔들어 주면 돼요. 걷다 보면 알게 되겠지만, 걷는 게 힘들 땐 팔을 더 힘차게 흔들어주세요. 그러면 처진 속도를 다시 올릴 수 있어요. 팔을 흔들어주는 것이 굉장히 중요하답니다."

민희 씨의 걷는 자세는 약간 팔자걸음에 가까웠다. 그래서 발을 11자 모양으로 유지하며 걷는 것과 뒤꿈치 → 발바닥 → 발가락 순서로 내디디며 걷는 것을 직접 보여주면서 걸음걸이 교정을 진행했다.

팔과 다리가 충분히 풀리도록 약 2분간 스트레칭한 후, '워밍업 걷기'를 10분 동안 진행했다. 올바른 발 동작을 배운 뒤라 팔자걸음이 고쳐지긴 했지만 몇 번 발이 꼬여 넘어질 뻔했다. 대부분의 사람들은 올바른 발 동작을 배우고 나면 11자 모양을 유지하면서 발 내딛는 순서에만 집착해 어색하게 걷는다. 걷는 자세는 한번에 몸에 배지 않는다. 꾸준히 걷다 보면 자연스럽게 습관화되므로, 처음부터 지나치게 신경 쓸 필요는 없다.

"자, 이제 워밍업이 아니라 본격적인 파워워킹이니까 속도를 높여 걸어봐요. 평상시 걷는 속도가 빠른 편이니까 시속 7킬로미터 정도로 걸어보죠."

이렇게 20분간 파워워킹을 한 후 다시 평상시 속도로 '쿨다운 걷기'를 하면서 가빠진 숨을 골랐다. 그리고 마무리 스트레칭으로 온몸의 근육을 충분히 풀어주었다.

민희 씨는 평소에도 걸어다니는 습관이 있었기 때문에 걷기에는 익숙했다. 그래서 속도를 약간 높여 파워워킹을 했음에도 숨이 가빠지긴 했지만 중간 멈춤 없이 운동을 지속할 수 있었다. 하지만 처음부터 마음만 앞서서 숨쉬기 힘들 정도의 빠른 걸음으로 걸어서는 안 된다. 파워워킹은 체력이 향상됨에 따라 그에 맞는 속도와 강도로 천천히 높여나가야 한다.

"민희 씨, 내일은 몸이 좀 쑤실 수 있어요. 틈틈이 스트레칭하면서 몸을 충분히 풀어주세요. 걸을 때 11자 모양으로 걷는 건 많이 연습하면 좋아요. 자, 그럼 다음 주부터 제대로 워런치 해볼까요?"

1주차 2day,
'파워워킹 2분 + 달리기 1분'을 5회 반복하라

12시에 민희 씨 회사에서 약 7분 거리인 공원 앞에서 만났다. 평일 낮인데도 생각했던 것보다 정말 많은 사람이 걷고 있었다. 직장인으로 보이는 이들도 꽤 많았는데, 심지어 양복 차

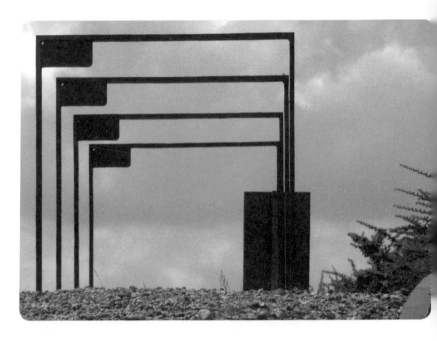

짧은 시간이라도 속도를 높여 빨리 걷기를 하면

운동 중 소비되는 산소 양이 많아져,

소비된 산소를 재생하는 데 시간이 오래 걸린다.

곧 그만큼 지방의 연소가 더 많이 일어나는 것이다.

림으로 걷는 사람들도 있었다. 확실히 이제는 음식 조절뿐 아니라 운동도 함께 해야 건강해진다는 인식이 널리 확산된 것 같다.

우리는 주말과는 달리 30분이라는 짧은 시간에 운동을 마치기 위해 '파워워킹 2분 후 달리기 1분'을 5회 반복하기로 했다. "운동은 30분 이상 해야 효과가 있다"는 말을 들어보았을 것이다. 물론 운동 시간이 길어지면 그만큼 운동량이 많아지므로 다이어트에 더 효과적일 수 있다. 하지만 운동을 할 수 있는 시간이 길지 않다면 짧은 시간에 강도를 높여 운동을 해주면 된다. 예를 들어, 천천히 걷기만 했을 경우에는 운동이 끝난 후에도 숨이 가빠지지 않아 숨을 고를 시간이 필요하지 않고 바로 안정적인 상태가 된다. 그러나 짧은 시간이라도 속도를 높여 빨리 걷기를 하면 운동 중 소비되는 산소 양이 많아져, 소비된 산소를 재생하는 데 시간이 오래 걸린다. 곧 그만큼 지방의 연소가 더 많이 일어나는 것이다.

우리는 워밍업 스트레칭과 워밍업 걷기 후, '파워워킹 2분 후 1분 달리기'를 5회 반복했다. 이렇게 달리기를 추가해서 5회 정도 반복하면 짧은 시간의 운동으로도 일정 수준의 효과를 볼 수 있다. 민희 씨 역시 운동 시간은 줄었지만 강도를 높여서 한 덕분에 30분만으로도 제대로 운동한 느낌을 받았다고 했다. 그러니 시간이 없어서 운동을 못한다는 핑계는 절대 성립될 수

4장 파워워킹 4주 플랜, 실천법

없다. 흘린 땀의 양만큼 내 몸의 지방은 없어진다. 땀은 배신하지 않는다는 것을 꼭 기억하자.

"민희 씨, 오늘 잘 하셨어요. 사무실 가서 물 충분히 드시고 준비해온 닭가슴살샌드위치로 식사하세요. 우리는 이틀 뒤에 여기서 만나요."

점심시간에 운동할 경우 식사는 최대한 간단한 메뉴로 해야 한다. 그러나 간단하다고 해서 고지방, 고칼로리의 음식을 먹으면 안 된다. 많은 열량이 소비된 후라서 흡수 또한 빠르게 이루어지기 때문이다. 즉, 먹는 즉시 지방으로 바뀌어 몸 곳곳에 살로 저장돼서 운동한 보람이 없어진다.

운동을 하면서 근육의 주 구성원인 단백질이 많이 소비되었기 때문에, 운동 직후에는 이를 보충해줄 수 있는 단백질 위주의 음식을 섭취하는 것이 좋다. 사전미팅에서 간단한 도시락 메뉴 몇 가지를 운동 계획과 함께 논의했었다. 운동과 음식 섭취는 바늘과 실 같은 관계다. 따라서 운동한 날에는 운동 효과를 배가시킬 수 있도록 음식 섭취에 특히 신경을 써야 한다.

올바른 호흡법과 자세로
틈새 운동의 효과를 높이세요

: 직장인들을 위한 일대일 코칭 2주차

●

'코치님, 저 조금 늦을 거 같아요. 죄송해요. ㅜㅜ'

민희 씨가 카톡을 보내왔다. 만나기로 한 장소에서 기다리고 있자니, 10분 후 헐레벌떡 뛰어오는 민희 씨가 보였다. 그런데 얼굴이 약간 푸석해 보였다.

"어제 과음했죠? 불금을 제대로 즐겼나 봐요."

예상대로 민희 씨는 전날 회식자리에서 늦은 밤까지 술을 마신 탓에 늦잠을 잔 것이었다.

"코치님, 그래도 예전에는 술 마신 다음 날은 해가 중천에 떠야 일어났는데, 오늘은 운동해야 한다는 생각 때문이었는지 그

4장 파워워킹 4주 플랜, 실천법

나마 일찍 눈이 떠지더라고요. 10분 늦긴 했지만……."

　운동을 시작하면 생활패턴 또한 변하기 마련이다. 운동한 날은 다른 날보다 피로감이 더 느껴지기 때문에 일찍 잠자리에 들게 되고, 다음 날 운동을 하기로 예정돼 있으면 전날 술자리가 있더라도 양을 조절해서 마시게 되는 등 작은 변화들이 일상 곳곳에서 일어난다. 24시간 중 단 한 시간의 변화로 이렇게 하루가 달라질 정도로 운동의 힘은 대단하다.

　"사실 나도 술을 즐기는 편이에요. 그래도 운동하기 전날은 확실히 주량을 조절하곤 했어요. 뭐, 이제는 워낙 운동이 생활의 일부분이 돼서 전날 음주와는 상관없이 운동을 하고 있지만요. 민희 씨도 저처럼 꾸준히 운동하면 힘들지 않을 거예요. 자, 오늘은 토요일이니까 우리 평소보다 10분 더 운동할까요?"

2주차 플랜:
올바른 호흡법과 상체 자세 익히고 계단 오르내리기 도전

Key Point 코로 호흡하며 배에 힘주어 걷는 자세 익히고, 달리기
횟수 늘리기(8~10회)

일차	운동 시간	운동 순서	비고
4day 토	40분	• 워밍업 스트레칭(2분) → 워밍업 걷기(5분) → 파워워킹(20분) → 쿨다운 걷기(10분) → 마무리 스트레칭(3분) • 파워워킹 20분: '파워워킹 1분 + 달리기 1분' 10회 반복	코 호흡법과 상체의 올바른 자세 익히기
5day 화	31분	• 워밍업 스트레칭(2분) → 워밍업 걷기(5분) → 파워워킹(16분) → 쿨다운 걷기(5분) → 마무리 스트레칭(3분) • 파워워킹 16분: '파워워킹 1분 + 달리기 1분' 8회 반복	
6day 목	30분	• 워밍업 스트레칭(2분) → 워밍업 걷기(5분) → 파워워킹(10분) → 계단 오르내리기(5분) → 쿨다운 걷기(5분) → 마무리 스트레칭(3분) • 파워워킹 10분: '파워워킹 1분 + 달리기 1분' 5회 반복	계단을 이용한 근력 강화 운동

2주차 4day,
코로 호흡하고 복근을 자극하며 달리기 횟수를 늘려라

파워워킹이라고 하면 흔히 하체만 단련된다고 생각할 수 있다. 하지만 다리를 내디딜 때마다 엉덩이 근육이 움직이므로 힙업 효과를 얻을 수 있고, 항상 배에 힘을 주고 긴장한 상태로 걸으면 뱃살 빼기에도 도움이 된다. 이때 달리기를 추가하거나

4장 파워워킹 4주 플랜, 실천법

걷는 속도를 빠르게 하면 그만큼 숨이 거칠어져서 복식호흡을 하게 되는데, 이로써 복근 강화에도 도움을 받을 수 있다. 이처럼 파워워킹은 그야말로 전신운동이라고 할 수 있다.

"오늘 파워워킹 프로그램은 '1분 빨리 걷고 1분 달리기' 10세트예요. 이때 무엇보다 중요한 것이 올바른 호흡이에요. 그래야 덜 힘들어요. 코로 두세 번에 나누어 들이마시고, 입으로 두 번에 나눠서 내쉬세요. 특히 들이마실 때는 배를 내밀고, 내쉴 때는 배를 집어넣고. 흡흡흡~ 하하~."

10분간 계속 달리기만 하는 것은 굉장히 어렵다. 하지만 빠르게 걷고 달리기를 1분 간격으로 번갈아 하는 인터벌 달리기를 하면, 달린 시간은 10분이지만 총 20분 달린 것처럼 많은 에너지가 소비되어 그만큼 더 지방을 연소시킬 수 있다. 결국 같은 강도로 지속하는 운동에 비해 시간은 단축되면서 효과는 더 커지는 것이다.

그러나 인터벌 달리기는 고강도 운동이기 때문에 파워워킹만 할 때보다 더 많은 산소 공급이 필요하다. 이때 복식호흡을 하게 되면 체내 산소 공급이 더 원활하게 이루어져 안정적으로 운동을 지속할 수 있다. 숨을 들이마실 때는 배를 내밀고, 내뱉을 때는 반대로 배를 완전히 집어넣는 동작을 반복하게 되므로 뱃살을 빼는 데도 효과적이다.

마무리 스트레칭까지 모든 운동을 끝내고 복식호흡법에 대해 다시 한 번 설명했다.

"복식호흡법을 이용한 파워워킹은 처음엔 힘들 수 있어요. 그러니까 평상시에도 연습하는 게 좋아요. 배에 손을 대고 숨을 내쉬고 들이마실 때마다 배가 어떻게 움직이는지 느껴보세요. 배가 들어가고 나오는 움직임이 확실히 느껴져야 제대로 된 복식호흡이에요. 운동할 때나 사무실에 앉아 있을 때에도 배에 힘 딱 주고 있으면 좋아요. 특히 자주 술 마시는 사람은 뱃살에 더 신경써야 해요."

"네, 정말 배만 보면 임산부 같아요. 호흡만으로도 뱃살 빼는 데 도움이 된다니, 열심히 해볼게요!"

2주차 6day, 계단 오르내리기에 도전하라

6일차도 점심시간을 이용해 운동하는 날이었다. 민희 씨처럼 운동할 시간이 충분하지 않을 경우에는 인터벌운동이나 계단 오르내리기처럼 짧은 시간에 많은 에너지를 사용할 수 있는 운동을 하는 게 좋다.

계단 오르내리기는 근처 공원까지 갈 시간조차 허락되지 않을 때 회사 빌딩 내 계단을 이용해서도 충분히 할 수 있다. 이

운동 역시 올바른 자세를 유지하면서 해야 제대로 된 효과를 볼 수 있다. 특히 평지와는 다르게 부상 위험이 높으므로 더 주의를 기울여야 한다.

계단을 올라가거나 내려갈 때 허리는 구부정하게 굽히지 말고 곧게 세운 채로 몸을 약간 앞으로 숙인다. 파워워킹과 마찬가지로 발은 11자 모양을 유지해 오르내린다. 올라갈 때에는 올린 발의 앞쪽에 체중을 실어주며, 계단에 발바닥이 반 이상 닿지 않도록 딛는 게 중요하다. 내려갈 때에는 발끝을 계단 밖으로 약간 내밀면서 가볍게 내려온다.

"민희 씨, 어때요? 허벅지랑 종아리가 팍팍 땅기지 않나요?"

"네, 올라갈 때랑 내려갈 때 느껴지는 다리 힘이 다르네요. 지하철 탈 때마다 에스컬레이터에 서서 가만히 있었는데 앞으론 좀 걸어야겠어요."

평상시보다 다리 근육을 더 많이 사용했기 때문에, 마무리 스트레칭에서는 다리 근육을 풀어주는 데 초점을 맞췄다.

"민희 씨, 평소 회사에서도 계단 오르내리기는 충분히 할 수 있으니까 하루 5분씩만 꾸준히 해보세요. 소녀시대 못지않은 다리 라인 가질 수 있어요."

"어머, 코치님. 소녀시대는 바라지도 않아요. 그저 유행하는 바지라도 원없이 입어보고 싶어요."

새벽 걷기운동의 매력에
빠져보세요

: 직장인들을 위한 일대일 코칭 3주차

●

"와, 공원의 새벽 공기가 이렇게 신선했군요. 평소 같으면 침대 속에 있을 시간인데, 이렇게 나오니 정말 상쾌하네요. 그런데 이 새벽에 운동하는 사람이 언제부터 이렇게 많았어요?"

파워워킹 8일째 날 새벽, 우리는 처음으로 새벽 운동에 도전해보기로 하고 민희 씨 집 근처 공원에서 6시 30분에 만났다. 맑은 새벽 공기에 민희 씨 얼굴은 사뭇 상기되어 보였다.

새벽 운동은 일곱 시간 이상 공복인 상태에서 하는 운동이기 때문에, 운동 시 체내에 축적된 지방을 활용해 에너지로 사용한다. 그래서 체지방을 줄이는 데 보다 효과적이다. 또한 같은 장소, 같은 시간대에만 운동을 하는 것보다 덜 지루하게 운동을 지속할 수 있는 동기부여가 된다.

3주차 플랜:
파워워킹 자세 완벽하게 익히고 새벽 운동 시도하기

Key Point **새벽 운동 시도하기, 달리기 시간 늘리기(1분 → 2분), 자세 완벽하게 마스터하기**

일차	운동 시간	운동 순서	비고
7day 토	40분	• 워밍업 스트레칭(2분) → 워밍업 걷기(5분) → 파워워킹(20분) → 쿨다운 걷기(10분) → 마무리 스트레칭(3분) • 파워워킹 20분: '파워워킹 1분 + 달리기 1분' 10회 반복	머리부터 발끝까지 파워워킹 자세 완벽하게 마스터하기
8day 화		• 워밍업 스트레칭(4분) → 워밍업 걷기(10분) → 파워워킹(18분) → 쿨다운 걷기(5분) → 마무리 스트레칭(3분) • 파워워킹 18분: '파워워킹 1분 + 달리기 2분' 6회 반복	
9day 목	30분	• 워밍업 스트레칭(2분) → 워밍업 걷기(5분) → 파워워킹(15분) → 쿨다운 걷기(5분) → 마무리 스트레칭(3분) • 파워워킹 15분: '파워워킹 1분 + 달리기 2분' 5회 반복	

3주차 8day,
새벽 운동의 매력을 느껴보자

"민희 씨, 새벽에 운동을 할 경우엔 워밍업이 다른 때보다 더 중요해요. 우리 몸이 깨어난 지 얼마 되지 않아 경직돼 있기 때문에, 자칫하면 근육이 놀라거나 부상을 당할 수도 있어요. 그래서 워밍업 스트레칭과 워밍업 걷기에 조금 더 시간을 쓸 거예요."

먼저 스트레칭과 가벼운 걷기를 통해 평소 운동할 때처럼 몸을 충분히 풀어주면서 긴장을 완화시키고 걷기운동을 할 수 있는 몸으로 만든다. 우리 몸은 아침에는 관절이나 근육의 유연성이 저하되고 체온도 떨어져 있기 때문에 몸의 움직임이 둔한 상태다. 이때 갑작스럽게 강도 높은 운동을 하면 몸의 대사작용이 갑자기 빨라져 혈압이 높아질 수 있다. 따라서 충분한 워밍업 운동을 통해 체온을 올리고 근육을 잘 풀어준 후 본격적인 운동을 시작해야 한다.

앞에서도 언급했지만, 새벽이나 아침에 하는 운동은 기본적으로 공복에 이루어지므로 체지방을 빼는 데 주목적을 두고 다이어트하는 사람에게 적합하다. 이때에는 운동 전 물만 섭취하는 게 좋고, 만일 너무 기운이 없다면 약간의 탄수화물 섭취를 위해 생과일이나 과일주스, 요거트 등을 먹는 것이 좋다. 지나

4장 파워워킹 4주 플랜, 실천법

친 탄수화물 위주의 식사를 한 후 운동을 하게 되면, 소화도 잘 되지 않을뿐더러 방금 먹은 음식만 소화될 뿐 체지방 분해에는 별반 도움이 되지 않는다.

"자, 충분히 몸이 달아오른 것 같죠? 오늘은 '파워워킹 1분 후 달리기 2분' 세트를 반복할 거예요. 달리기 시간이 늘어나는 첫날이네요. 새벽 공기 마시며 우리 달려보아요!"

새벽에 공원을 달리는 그 기분은 이루 말할 수 없이 산뜻하다. 만일 한 번도 느껴보지 못했다면, 꼭 한번 도전해보길 바란다. 운동화 한 켤레만 있으면 된다. 당신도 틀림없이 그 상쾌함에 매료될 것이다. 뛰지 않아도 된다. 걷기만 해도 좋다.

3주차 9day,
올바른 자세가 아름다운 보디라인을 만든다

"코치님, 내일 만나서 이야기해도 되는데 너무 기뻐서 전화했어요. 드디어 청바지를 입을 수 있게 됐어요! 올봄에 사놓고 허벅지가 꽉 껴서 도저히 입을 수 없었던 청바지를 오늘 입고 출근했어요. 운동의 효과겠죠? 너무 기뻐요!"

수요일 오후, 민희 씨에게서 기분 좋은 전화가 걸려왔다. 다이어트 코칭을 하면서 가장 듣고 싶고 듣기 좋은 말이 바로

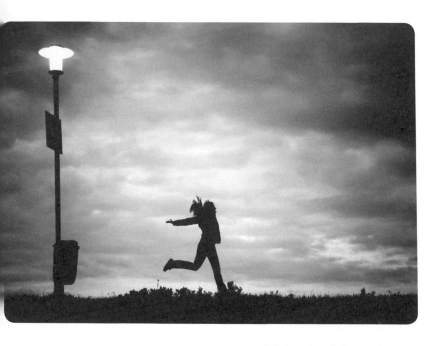

새벽에 공원을 달리는 그 기분은

이루 말할 수 없이 산뜻하다.

"옷이 커져서 새로 사야 해요, 이젠 쇼핑이 즐거워요", "삶의 활력을 되찾았어요" 등이다. 음식도 바꿔 먹고, 양도 약간 줄이고, 바쁘고 힘든 시간을 쪼개서 운동도 하는 노력의 흔적들이 하나하나 결실을 맺게 되면, 그보다 더 일상에 활력을 주는 것도 없다.

음식은 하루만 굶어도 다음 날 체중계에 올라가보면 표시가 나지만, 운동은 몇 달 동안 시간을 들여야만 효과를 볼 수 있다고 생각하기 쉽다. 그러나 꼭 그렇지만은 않다. 특히 보디라인의 변화는 민희 씨처럼 꾸준히 운동하면 하루는 물론 아니지만 1~2주 만에도 충분히 느낄 수 있다. 빠르게 걷고 달리는 과정에서 지방은 줄어들고 대신 근육이 늘어나면서 배와 허벅지의 늘어진 살들이 탄탄하게 몸에 딱 붙어, 머릿속으로만 그리던 보디라인이 실현되어가는 것이다.

민희 씨와 나는 기쁨의 통화를 한 다음 날, 어김없이 워런치를 하기 위해 회사 근처 공원에서 만났다. 운동의 효과를 체감해서인지 민희 씨는 다른 때보다 더 활기차게 걷고 달리며 속도를 높여 운동을 했다.

"자, 민희 씨! 에너지가 솟아서 속도를 높이는 건 좋은데, 자세가 흐트러지면 효과가 줄어들어요. 고개 숙이지 말고요, 어깨도 펴고 배에 딱 힘주세요. 발도 다시 약간 팔자 모양이 되었어요. 11자 모양 잊지 않았죠?"

많은 사람이 처음 파워워킹을 시작할 때는 자세에 너무 집중한 나머지 오히려 걸음이 꼬이거나 제대로 속도를 내지 못해 운동에 집중하지 못한다. 그러나 일정 시간이 지난 뒤에는 빨리 가려는 마음이 앞서 종종 자세를 잊어버리곤 한다. 올바른 자세가 완벽하게 몸에 배기 전에는 틈틈이 자세를 확인하는 것이 좋다. 그래야 단지 걷기만 하는 유산소운동이 아니라 팔과 배, 엉덩이, 다리 근육을 키우는 근력운동까지 겸하는 파워워킹의 효과를 제대로 얻을 수 있다.

뒤로 걷기와 달리기로
파워워킹의 효과 두 배로 높이세요

: 직장인들을 위한 일대일 코칭 4주차

●

"민희 씨, 못 보던 운동복인데요? 어제 쇼핑했어요?"

"청바지에 탄력받아서 쇼핑 나갔는데 운동복만 사가지고 왔
네요. 운동을 시작해서 그런지 눈에 띄는 건 운동복뿐이더라
고요."

"드디어 민희 씨도 운동복의 세계에 들어오셨군요. 아이템
이 정말 다양하지 않아요? 근데 운동을 계속 하다 보면 디자
인 못지않게 기능이 중요하다는 걸 알게 돼요. 더운 여름엔 땀
을 많이 흘리게 되니 통기성 좋은 운동복이 좋고요, 추운 겨울
에는 어느 정도 찬바람을 막아줄 수 있는 것이 좋아요. 또 파워

워킹이 하체 근육을 많이 사용하는 운동이라, 아랫배와 허리에서 종아리까지 적당하게 조여 계속해서 움직이는 근육을 잡아 줄 수 있는 컴프레션 소재의 팬츠가 좋아요. 그래야 근육의 피로를 덜 느낄 수 있거든요. 특히 스포츠브라는 정말 중요해요. 가슴이 처지면 옷태가 안 나잖아요?"

운동을 꾸준히 하게 되면 자연스럽게 운동할 때 입는 옷에도 신경을 쓰게 되는데, 이때 스타일 못지않게 중요한 것이 '기능성'이다. 수영할 때는 수영복을 입고, 요가할 때는 요가복을 입듯이, 운동마다 옷이 따로 있는 데는 다 이유가 있다. 당신이 하고자 하는 운동의 효과를 최대한 얻을 수 있게 도와주는 것이 바로 운동복이다.

4주차 플랜:
뒤로 걷기와 3분 달리기

Key Point 하체 라인을 잡아주는 뒤로 걷기 자세 익히기, 달리기 시간 늘리기(2분 → 3분), 셀프 파워워킹 준비하기

일차	운동 시간	운동 순서	비고
10day 토	41분	• 워밍업 스트레칭(2분) → 워밍업 걷기(5분) → 파워워킹(21분) → 뒤로 걷기(5분) → 쿨 다운 걷기(5분) → 마무리 스트레칭(3분) • 파워워킹 21분: '파워워킹 1분 + 달리기 2분' 7회 반복	뒤로 걷기 시도(하체 라인 잡기)
11day 화	31분	• 워밍업 스트레칭(2분) → 워밍업 걷기(5분) → 파워워킹(16분) → 쿨다운 걷기(5분) → 마무리 스트레칭(3분) • 파워워킹 16분: '파워워킹 1분 + 달리기 3분' 4회 반복	달리기 3분 하기
12day 목 ↓ 금	31분 ↓ 26분	• 워밍업 스트레칭(2분) → 워밍업 걷기(5분) → 파워워킹(16분) → 쿨다운 걷기(5분) → 마무리 스트레칭(3분) • 파워워킹 16분: '파워워킹 1분 + 달리기 3분' 4회 반복 ↓ (수정) • 워밍업 스트레칭(2분) → 워밍업 걷기(3분) → 파워워킹(15분) → 쿨다운 걷기(3분) → 마무리 스트레칭(3분) • 파워워킹 15분: '파워워킹 1분 + 달리기 4분' 3회 반복	셀프 파워워킹 마스터하기

4주차 10day,
'뒤로 걷기'로 안 쓰던 근육을 활용하라

"민희 씨, 혹시 뒤로 걸어봤어요?"

"아뇨, 근데 공원에서 뒤로 걸으며 운동하는 사람을 본 적은 있어요. 근데 뒤로 걷기가 좋은가요?"

'걷는다'고 하면 으레 앞으로 걷기만 생각한다. 그런데 뒤로 걸으면 앞으로 걸을 때 주로 사용하는 종아리 뒤쪽 근육이 아닌, 앞쪽 근육에 더 힘이 들어간다. 허벅지도 앞으로 걸을 때와는 반대쪽 근육이 사용된다. 즉, 근육을 고르게 발달시킬 수 있는 또 하나의 운동법인 것이다. 특히 종아리와 허벅지가 두꺼워서 걱정인 사람들에게 적합한 걷기 방법이다. 다만 시야 확보가 어렵기 때문에 평지나 장애물이 없는 곳에서 하는 것이 좋으며, 되도록 익숙한 장소에서 해야 한다. 또한 발 사이 간격이 너무 떨어지지 않도록 10~15센티미터를 유지하면서, 앞으로 걸을 때와는 반대로 발가락이 먼저 지면에 닿게 내디디며 천천히 걸어야 넘어지지 않고 운동을 할 수 있다.

뒤로 걷는 시간은 총 파워워킹 시간의 10~20퍼센트만 할당하는 것이 좋다. 뒤로 걷기는 아무래도 평형을 유지하기 위해 계속 신경을 써야 하기 때문에 쉽게 피로해질 수 있고, 바닥을 딛는 순서가 다르기 때문에 발 모양이 변형될 수 있다. 그럼에도 뒤로 걷기가 좋은 이유는, 앞에서 언급한 대로 근육의 고른 발달로 인해 예쁜 다리 라인을 만드는 데 큰 도움이 되기 때문이다. 또 앞으로 걸을 때보다 무릎에 가해지는 부담이 덜하기 때문에 무릎 관절이 안 좋을 때 병행하면 좋다.

"민희 씨, 어때요? 뒤로 걷는 게 생각보다 힘들죠? 그래도 앞으로만 걷는 게 지겨울 때 병행해서 해주면 지루하지도 않고, 다리 라인도 더 예쁘게 만들어주니까 일주일에 한두 번 같이 해주세요."

"네, 다양한 방법으로 운동하니까 지루함을 못 느끼겠어요. 그럼 다음 주에 만나요, 코치님."

4주차 12day,
내 맘대로 계획하는 맞춤 파워워킹

파워워킹 4주 프로젝트의 마지막 주 수요일, 민희 씨에게서 전화가 왔다.

"코치님, 내일 점심시간에 운동 못할 것 같아요. 이번 주까지 마무리할 일이 있어서 점심시간에 나가 운동하는 게 부담되네요. 대신 금요일엔 30분 정도 시간 낼 수 있는데, 코치님 그날 시간 괜찮으세요?"

"네, 이번 주 금요일은 괜찮아요. 짧게 하는 대신 강도를 더 높여서 해야겠네요. 그런데 마지막이라 몇 가지 피드백할 것들이 있는데…… 그건 전화통화로 하기로 하죠."

이렇게 우리는 요일을 바꾸고 계획한 시간보다 5분 단축해서 26분간 좀더 강도 높은 운동을 하기로 했다.

파워워킹은 정해진 시간과 장소, 방법을 따라야만 하는 운동이 아니다. 본인의 체력과 상황에 맞게, 파워워킹이라는 큰 카테고리 안에서 다양한 방식의 개별 맞춤 형태로 조정할 수 있다. 주중에는 회사생활로 인해 시간이 여유롭지 않다면 점심시간이나 퇴근 후 30분 정도만 하고, 대신 주말에 조금 더 시간을 할애해서 해도 된다. 만일 도저히 시간이 안 된다면 대중교통으로 퇴근할 때 한두 정거장 먼저 내려 걷는 방법도 있다. 또 점심시간에 회사 근처 공원에서 하던 운동을 퇴근길에 집 근처 공원에서 해도 된다.

몸이 너무 피곤한 날에는 가볍게 걷기만 하고, 체력이 충분한 날에는 빨리 걷기와 달리기를 병행해서 조금 더 강도 높은 운동을 할 수도 있다. 누구나 운동화 한 켤레만 있으면 손쉽게 시작할 수 있는 접근성 높은 운동이 바로 파워워킹이다.

민희 씨와 나는 금요일 점심시간에 만나 평소보다 조금 짧게 워밍업을 마친 후 파워워킹에 들어갔다.

"민희 씨, 일 때문에 스트레스 많이 받죠? 우리 즐겁게 운동하면서 스트레스도 확 날려보내자고요! 1분 파워워킹하고 4분 달리기 어때요? 민희 씨 체력이면 충분히 할 수 있어요. 자, 운동 들어갑니다."

'파워워킹 1분 후 4분 달리기'를 3회 반복한 후, 마무리 걷기와 스트레칭으로 마지막 운동을 마쳤다.

"민희 씨, 이제 4분을 계속 달려도 무리가 없네요. 아까 달릴 때 보니까 호흡이 규칙적이더라고요. 운동할 때 호흡만 일정하게 유지할 수 있으면 그 정도 강도는 괜찮다고 생각하면 돼요. 숨쉬는 걸로 본인에게 맞는 강도인지 아닌지 판단할 수 있어요."

"네. 오늘이 벌써 마지막이라니 시간 참 빠르네요. 그동안 정말 감사했어요. 저, 운동하다가 궁금한 거 있으면 연락드려도 되죠?"

"그럼요, 저도 수시로 점검 들어갑니다!"

파워워킹을 하다 보면 지금 내가 걷고 달리는 속도가 과연 나에게 적당한지 의문이 생긴다. 운동의 강도가 내게 적합한지의 여부는 보통 호흡과 밀접한 관계가 있다. 운동 후 전혀 숨이 차지 않았다면 운동 강도가 낮았던 것이다. 반면 운동을 하면서 숨쉬기가 힘들 정도로 불규칙한 호흡을 하고 있다면 체내에 산소가 제대로 공급되지 않는 것이므로, 본인의 체력에 비해 강도가 높은 것이다.

따라서 본인의 호흡 상태를 기준으로 운동의 강도를 조절하면서 매주 운동의 목표를 세워서 실행해나가는 것이 가장 중요하다. 간헐적으로 하는 운동은 아무리 많은 칼로리를 소모해도 꾸준히 하는 운동의 효과를 따라갈 수 없다.

시간이 없다는 말, 경제적 상황이 허락되지 않는다는 말은 모두 핑계일 뿐이다. 걷기운동은 이 모든 제약에서 자유로울 수 있는 최선의 운동이자 다이어트 방법이다. 무조건 굶는 다이어트는 언젠가 폭식으로 이어져 요요현상만 반복하고 오히려 음식의 노예가 되는 지름길이다. 몸과 마음을 모두 건강하게 유지할 수 있는 걷기운동으로 건강과 몸매 두 마리 토끼를 잡아보자.

Walking
Training

걷기운동의 효과를 높여주는
파워워킹 & 스트레칭

15

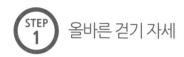

STEP 1 올바른 걷기 자세

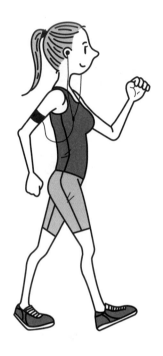

❶ 등을 곧게 세우고, 어깨는 자연스럽게 펴서 가슴을 앞으로
내민다. 시선은 10~15미터 앞을 바라본다.

❷ 발은 11자를 유지하면서 걷는데, 발 딛는 순서는 반드시 뒤
꿈치가 먼저 닿도록 한다.

❸ 손은 가볍게 주먹을 쥐고 팔을 90도로 구부린 후 다리와 서
로 교차해가며 앞뒤로 흔든다.

❹ 호흡은 코로 깊게 들이마셔 입으로 내뱉는다.

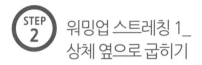

STEP 2 워밍업 스트레칭 1_
상체 옆으로 굽히기

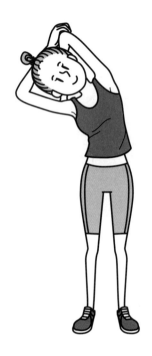

❶ 다리는 어깨 넓이로 벌린다. 머리 뒤쪽으로 양쪽 팔을 들어
오른쪽 팔로 왼쪽 팔꿈치를 잡는다.

❷ 팔꿈치를 잡아 아래로 당기며 허리와 몸통도 같은 방향으로
굽혀지도록 구부린 채 약 30초 유지한다.

❸ 팔을 바꿔 동작을 반복한다.

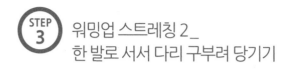

STEP 3 워밍업 스트레칭 2_
한 발로 서서 다리 구부려 당기기

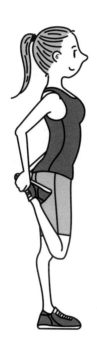

❶ 허리를 펴고 왼쪽 발로 선 채 오른쪽 다리는 뒤로 구부려 오른쪽 손으로 발을 잡는다.

❷ 구부린 다리를 엉덩이 쪽으로 누르는 느낌으로 약 30초간 잡아당긴다. 오른쪽 허벅지 앞쪽이 당기는 느낌이 나야 제대로 된 동작이다.

❸ 발을 바꿔 동작을 반복한다.

권 코치의 원포인트 레슨 1

팔뚝살 빼기 스트레칭 1_
오버헤드 익스텐션

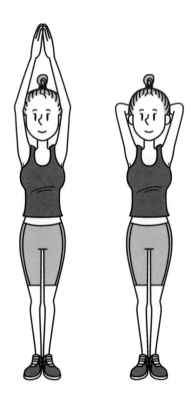

❶   양팔을 위로 쭉 뻗어 귀 옆에 붙인다.

❷   ❶의 상태에서 뒤쪽으로 90도 굽혔다가 펴기를 반복한다.

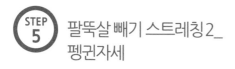

STEP 5 팔뚝살 빼기 스트레칭2_
펭귄자세

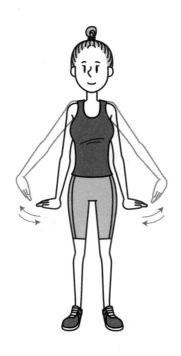

❶ 양팔의 팔꿈치를 굽히지 않고 45도로 벌려 아래로 뻗는다.

❷ ❶의 자세로 손목을 안과 밖으로 번갈아 꺾어가며 몸통에 붙

였다가 다시 벌리는 과정을 반복한다.

권 코치의 원포인트 레슨 1

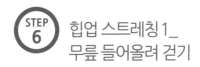

STEP 6 힙업 스트레칭 1_ 무릎 들어올려 걷기

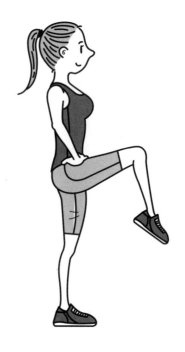

❶ 양팔을 허리에 대고 90도가 되도록 구부린다.

❷ 양다리를 번갈아 90도가 되도록 들어올렸다 내리기를 반복
하며 걷는다.

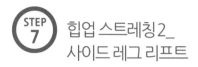

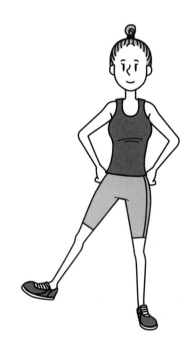

❶ 다리를 어깨 넓이만큼 벌리고, 오른쪽 다리를 들어 옆으로 차올렸다 내리며 오른쪽으로 걸어나간다.

❷ 왼쪽 다리로 찰 때에는 왼쪽 다리를 들어 옆으로 차올렸다 내리며 왼쪽으로 걸어나간다.

권 코치의 원포인트 레슨 1

종아리 파워워킹_ 뒤로 걷기

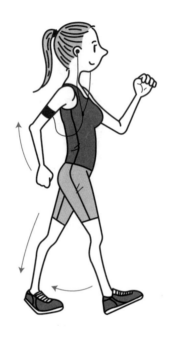

❶ 엄지발가락부터 바닥에 도장 찍듯이 디디며 뒤로 걷는다.

❷ 내딛는 발 뒤쪽 근육을 쭉 펴주는 느낌으로 걷는다.

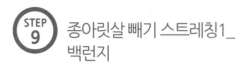

종아릿살 빼기 스트레칭1_
백런지

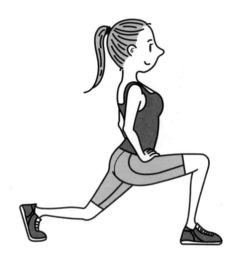

❶ 곧게 선 자세에서 양손은 허리 옆에 올리고 한쪽 발을 뒤로 최대한 멀리 보낸다.

❷ 다른 쪽 다리는 90도로 구부리되 무릎이 발등보다 앞으로 나가지 않도록 한다.

❸ 양다리를 번갈아서 10회씩 2~3세트 시행한다.

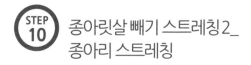

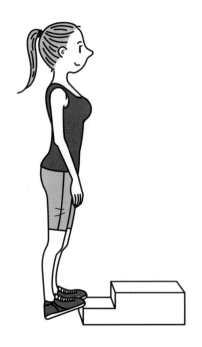

❶ 계단 등 앞발을 올릴 수 있는 곳에 선 후, 발 앞부분만 걸
친다.

❷ 발바닥을 아래쪽으로 쭉 늘려주며 스트레칭한다.

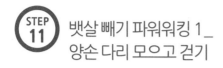

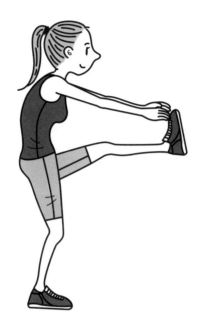

❶ 발이 11자가 되도록 선 상태에서 양손을 머리 위로 올린다.

❷ 무릎을 편 상태에서 한쪽 발을 90도 정도 앞으로 차올리면
서, 동시에 양손을 내려 손과 발이 맞닿도록 하며 걷는다.

❸ 이때 차올리는 다리의 무릎과 내리는 팔의 팔꿈치를 되도록
굽히지 않는 게 좋다.

뱃살 빼기 파워워킹 2_
한 손 다리 모으고 걷기

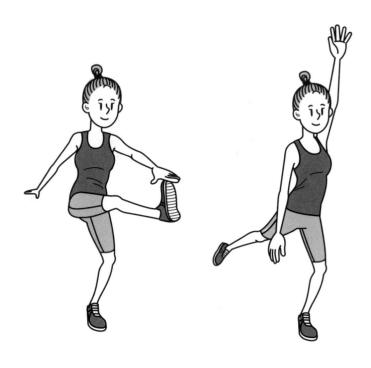

❶ 기본자세는 양손 다리 모으고 걷기와 같다.

❷ 단, 들어올리는 다리와 반대쪽 손만 발과 맞닿게 한다.

STEP 13 허벅짓살 빼기 파워워킹_ 워킹런지

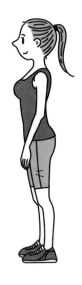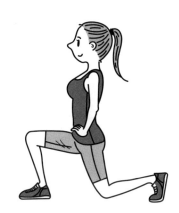

❶ 시선은 전방을 향하고, 몸통은 앞으로 굽히지 말고 똑바로 세운다.

❷ 오른쪽 다리를 90도로 굽혀 앞으로 내밀되, 무릎이 발가락을 넘지 않도록 한다. 왼쪽 다리는 무릎이 거의 지면에 닿을 정도로 내린다.

❸ 앞발을 최대한 멀리 내디뎌 간격을 확보하고, 일어설 때에는 엉덩이와 허벅지에 힘을 주며 일어난다.

❹ 일어선 후에는 두 발을 모았다가 다시 왼발을 앞으로 내미는 순서로 걸어간다.

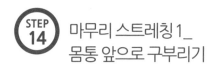

마무리 스트레칭 1_
몸통 앞으로 구부리기

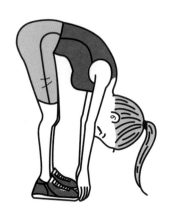

❶ 양발을 어깨 넓이로 벌리고 11자 모양을 유지해 발끝이 정면
을 향하게 한다.

❷ 무릎은 펴고 양팔은 머리 위로 올려 쭉 뻗는다.

❸ 허리를 굽혀 몸통을 앞으로 최대한 구부려 손바닥이 땅바닥
에 닿게 하여 약 15초 유지한다(3회 반복).

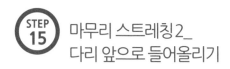

STEP 15 마무리 스트레칭2_ 다리 앞으로 들어올리기

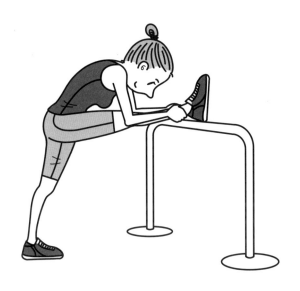

❶ 지지대 위에 오른쪽 다리를 무릎을 편 상태로 올린다.

❷ 상체를 앞으로 숙이며 양손으로 오른발의 발목을 잡고 약
20초간 유지한다.

❸ 왼쪽 다리도 동일한 방법으로 반복한다.

Walking
Training

영양학과 비만학을 전공한 권 코치의
걷고, 마시고, 먹으며 몸속 노폐물 쏙 빼는

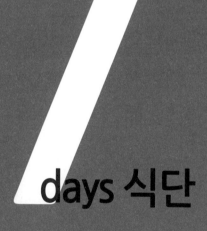

7
days 식단

다이어트는 기본을 잘 지켰을 때 성공할 확률이 높고, 성공 이후에도 계속 유지할 수 있다. 꾸준한 운동을 통해 얻어지는 효과는 같은 양을 먹더라도 살이 잘 찌지 않는 체질과 탄력 있는 보디라인을 만들 수 있다는 것이다. 그러나 음식을 섭취할 때 한두 가지만 고집해서 영양을 골고루 섭취하지 않는다든지, 다이어트에 좋은 식품이라고 해서 섭취하는 양이 지나치게 많으면 아무리 운동을 하더라도 체중이 늘어날 수밖에 없다.

파워워킹에 들인 시간과 땀의 노력이 제대로 결실을 맺으려면 어떤 음식을 얼마만큼 먹느냐가 매우 중요하다. 특히 운동을 통해 체중만 감량하는 것이 아니라, 탄력 있는 보디라인과 체력 향상도 염두에 두고 있다면 더욱더 먹는 음식에 신경을 써야 한다.

파워워킹을 할 때 특별히 더 신경써서 섭취해야 하는 영양소는 근육 형성을 도와주는 단백질과 생리작용을 돕고 심장 박동을 조절해주는 무기질, 운동으로 인해 피곤해질 수 있는 몸의 활기를 다시 찾아주는 비타민이다. 물론 기본 에너지원이 되는 탄수화물 또한 필수적으로 섭취해야 하는 영양소지만, 그 양이 지나치게 많으면 미처 소비되지 못하고 몸속에서 지방으로 바뀌어 저장될 수 있으므로 적당량을 섭취하는 것이 좋다.

권 코치의 원포인트 레슨 2

걷기운동과 체력 향상에 도움이 되는
대표 식품 10가지

1 두부

두부는 100그램당 열량이 약 80킬로칼로리이며, 수분 함량이 많아 조금만 먹어도 포만감을 느낄 수 있어, 밥 대신 한 끼 대용식으로 충분하다. 또한 고른 영양을 지닌 완전식품으로서 두부의 단백질은 소화율이 95퍼센트나 되어, 근육을 형성하는 데 필요한 단백질을 우리 몸에 빠르게 보충해줄 수 있다. 특히 두부의 사포닌 성분은 운동 후에도 지방 분해를 촉진하는 효과가 있다.

• **메뉴 예:** 두부채소샐러드, 두부김치, 두부셰이크, 두부채소볶음, 두부미역쌈 등.

2 닭가슴살

단백질을 구성하는 필수아미노산 8가지가 모두 포함된 완전 동물성 단백질 식품이다. 반면 지방 함량은 적어 운동 후 근육을 형성하는 데 필요한 단백질의 주 공급원이 될 수 있다.

• **메뉴 예:** 허브솔트 뿌린 닭가슴살구이, 닭가슴살샐러드, 호밀빵 닭가슴살샌드위치, 닭가슴살월남쌈 등.

3 연어

연어에 함유된 오메가3 지방산은 필수지방산으로 근육 형성에 도움을 준다. 비타민B2, B6는 연어의 단백질이 우리 몸에 더 잘 흡수되도록 도와준다. 닭가슴살과 마찬가지로 단백질을 구성하는 필수아미노산 8가지가 모두 포함된 완전 동물성 단백질 식품인 데 비해 지방 함량은 적어, 운동 후 근육을 형성하는 데 필요한 단백질의 주 공급원이 될 수 있다.

- **메뉴 예:** 허브솔트 뿌린 연어구이, 훈제연어샐러드, 연어채소볶음, 훈제연어엔초비말이 등.

4 카무트

곡물의 한 종류로, 최근 미국 〈타임〉지가 선정한 슈퍼푸드에 이름을 올렸다. 카무트에는 단백질, 식이섬유, 미네랄 등 다이어트 시 꼭 섭취해야 하는 영양소가 모두 함유되어 있다. 특히 셀레늄 함량이 높은데, 셀레늄은 해독작용을 하는 영양소의 한 종류로, 몸속에서 생성되는 활성산소를 제거해 세포의 노화를 예방하는 데 도움을 준다. 칼로리와 혈당지수(GI수치) 또한 낮아 다이어트 건강식으로 적합하다.

- **메뉴 예:** 카무트주먹밥(카무트, 현미, 병아리콩, 귀리를 2:1:1:1 비율로 밥을 지은 후 100그램씩 나눠서 랩으로 싸 냉동실에 보관했다가 한 끼 대용식으로 섭취).

권 코치의 원포인트 레슨 2

5 퀴노아

역시 곡물의 한 종류다. 나트륨이 거의 없고 8가지 필수아미노산을 모두 함유한 완전 단백질 식품으로, 근력과 체력 향상에 도움을 준다. GI수치와 열량이 낮고 식이섬유, 철분, 마그네슘, 비타민 B군은 풍부해 운동으로 인해 피곤해진 몸을 회복하는 데 효과적이다.

- **메뉴 예:** 끓는 물에 15분 정도 익힌 후 식혀 각종 샐러드 위에 뿌려 함께 섭취.

6 도토리묵

열량이 100그램당 약 40킬로칼로리로 낮고, 수분 함량이 90퍼센트에 달해 포만감이 크다. 도토리의 타닌 성분은 지방 흡수를 억제하는 역할을 한다.

- **메뉴 예:** 도토리묵채소무침, 도토리묵국수 등.

7 미역

대표적인 저열량 고식이섬유 식품으로, 적은 양으로도 포만감을 느낄 수 있다. 또한 마그네슘과 칼슘이 풍부해 뼈를 튼튼하게 하는 데 도움을 주며, 알긴산 성분은 해독작용을 한다.

- **메뉴 예:** 미역오이초무침, 미역샐러드 등.

8 양배추

저열량 저지방, 고식이섬유 식품으로 포만감이 크고 장활동을 원활하게 도와준다. 비타민A, C, E 성분 또한 풍부하게 함유되어 있어 피부미용에 도움을 주며 칼슘은 뼈 건강에 유익하다.

- **메뉴 예:** 찐 양배추, 양배추닭가슴살볶음, 양배추샐러드 등.

9 버섯

열량이 거의 없지만 단백질, 무기질, 비타민은 함유하고 있는 건강식품이다. 특히 뼈를 형성하는 칼슘의 흡수를 도와주는 프로비타민D의 함량이 높아 운동할 때 반드시 섭취해야 하는 권장식품 중 하나다. 또한 버섯 자체에 감칠맛이 있어 저염식을 할 때 버섯을 추가하면 한층 풍부한 맛을 느낄 수 있다.

- **메뉴 예:** 버섯채소볶음, 버섯스파게티(면 대신 팽이버섯), 버섯떡볶이(떡 대신 느타리와 팽이버섯) 등.

10 아몬드

식이섬유와 단백질, 불포화지방산이 골고루 함유되어 유산소운동 전에 섭취하면 에너지를 공급하고 오랫동안 걸을 수 있는 지구력 유지에 도움이 된다.

- **메뉴 예:** 간식으로 하루 10알 이내 섭취하거나 샐러드에 뿌려서 먹는다.

7days 식단을 위한 장보기 목록

1 육류

닭가슴살을 구매해(다이어트용 훈제 닭가슴살로 포장되어 있는 것을 구매해도 무방) 한꺼번에 삶아서 100그램 단위로 나눠 포장해서 냉동실에 보관하거나, 닭가슴살 통조림을 이용하면 된다.

2 채소류 및 버섯류

양배추, 양상추, 파프리카, 피망, 양파, 당근, 오이, 고구마, 마, 샐러드용 믹스 채소팩, 새싹채소, 표고버섯, 팽이버섯, 새송이 버섯 등.

3 생선 및 해조류

연어, 훈제연어슬라이스, 미역(불린 후 데쳐서 50그램 단위로 소분해 냉장 보관), 칵테일새우.

4 곡류

카무트, 현미, 병아리콩, 귀리(오트밀로 대체 가능)
'카무트2 : 현미1 : 병아리콩1 : 귀리1'의 비율로, 쌀밥을 지을 때보다 1.5배 정도의 물을 잡아 밥을 짓는다. 100그램 단위로 주먹밥을 만들어 랩핑한다. 3일 이상 두고 먹을 것은 냉동실에 보관한다.

퀴노아

'물2 : 퀴노아1'의 비율로 15분 정도 삶은 후 체에 받쳐 물기를 빼다. 밀폐용기에 넣어 냉장 보관했다가 샐러드 만들 때 뿌려 준다.

5 과일 및 견과류

방울토마토(배고플 때 바로 먹을 수 있도록 구매 후 씻어서 밀폐용기에 담아 냉장 보관), 제철과일, 아몬드, 호두.

6 양념류

고춧가루, 후춧가루, 식초, 올리고당(설탕 대용), 매실청(설탕 대용), 다진마늘, 천연재료 가루(건표고, 건다시마, 멸치 등의 가루를 섞어놓은 것: 소금 대용), 허브솔트(소금 대용), 올리브유(모든 볶음요리에 사용).

7 기타 소스

오리엔탈드레싱(시판 제품 이용), 발사믹드레싱(시판 제품 이용), 토마토스파게티소스, 플레인요거트, 무염치즈.

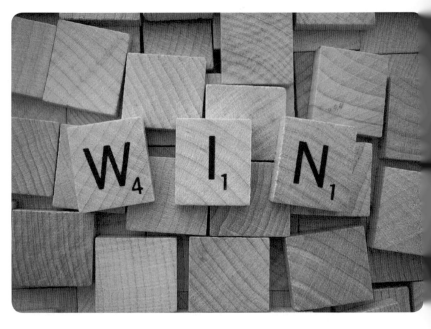

점심은 자유식으로 섭취하되

저염, 저탄수화물, 고단백 위주로 먹도록 노력한다.

물은 500밀리리터 이상 섭취하되,

식전 혹은 식후에 마신다.

권 코치의 초간단 7days 식단표

요일	아침	저녁
월	• 카무트주먹밥 100그램 • 구운두부샐러드(두부, 새싹채소, 파프리카, 오리엔탈드레싱)	• 찐 마(2개) • 배추김치
화	• 카무트주먹밥 100그램 • 데친 두부 1/2모 • 퀴노아모듬채소샐러드(각종 채소, 퀴노아, 오리엔탈드레싱)	• 새우버섯토마토스파게티(칵테일새우, 팽이버섯, 양송이버섯, 당근, 양파, 피망, 시판 토마토스파게티소스)
수	• 양배추쌈밥(현미밥, 찐 양배추) • 도토리묵채소무침(도토리묵, 각종 채소, 고춧가루, 식초, 매실청, 다진마늘)	• 훈제연어샐러드(훈제연어, 각종 채소, 아몬드, 발사믹드레싱)
목	• 카무트주먹밥 100그램 • 미역오이초무침(불린 미역, 오이, 양파, 식초, 고춧가루, 다진마늘, 매실청) • 버섯채소볶음(각종 버섯, 각종 채소, 다진마늘, 올리브유)	• 찐 고구마(2개) • 배추김치
금	• 호밀빵닭가슴살샌드위치(호밀빵, 구운 닭가슴살[후춧가루, 허브솔트], 양상추, 무염치즈)	• 연어스테이크(연어에 후추와 허브솔트 뿌려 팬에 구운 것) • 제철과일샐러드(제철과일, 플레인요거트, 아몬드)
토	• 양배추쌈밥(현미밥, 찐 양배추) • 데친 두부 1/2모 • 김치볶음	• 버섯떡볶이(각종 버섯, 양파, 어묵, 떡볶이양념장)
일	• 양배추닭가슴살현미볶음밥(현미밥, 양배추, 양파, 닭가슴살, 다진마늘, 후춧가루, 올리브유) • 믹스샐러드(샐러드용 믹스 채소, 발사믹드레싱)	• 카무트주먹밥 100그램 • 데친 미역과 초고추장 • 버섯채소볶음(각종 버섯, 각종 채소, 다진마늘, 올리브유)

권 코치의 원포인트 레슨 2

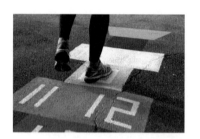